新安医学特色系列教材

新安医家针灸学说

（供中医学类、中西医结合类专业用）

主　编　胡　玲

副主编　刘广霞　唐　巍

编　者　（以姓氏笔画为序）

牛淑平（安徽中医药大学）

白良川（安徽中医药大学）

刘广霞（安徽中医药大学）

吴子建（安徽中医药大学）

何　璐（安徽中医药大学）

余　情（安徽中医药大学）

陈卫华（安徽中医药大学）

胡　玲（安徽中医药大学）

胡吴斌（安徽中医药大学）

夏晓红（安徽中医药大学）

唐　巍（安徽中医药大学）

蔡荣林（安徽中医药大学）

中国健康传媒集团

中国医药科技出版社

内 容 提 要

本教材是安徽中医药大学"新安医学特色系列教材"之一，根据《新安医家针灸学说》教学大纲的基本要求和课程特点编写而成。内容上涵盖了有针灸推拿相关著作传世的 9 位代表性新安医家及相关医著、针灸学术思想特点、对针灸学的主要贡献、常见疾病的新安医家诊疗方案，以及部分针灸医论医案节选等内容。本书具有医家代表性显著、临证选穴精练、施术特色明显、引证有据、图文并茂等特点。

本教材可供针灸推拿学及相关专业师生教学使用。

图书在版编目（CIP）数据

新安医家针灸学说 / 胡玲主编 . -- 北京：中国医药科技出版社，2024.7. --（新安医学特色系列教材）.

ISBN 978-7-5214-4757-6

Ⅰ. R245

中国国家版本馆 CIP 数据核字第 20244WH373 号

美术编辑　陈君杞
版式设计　友全图文

出版　**中国健康传媒集团** | 中国医药科技出版社
地址　北京市海淀区文慧园北路甲 22 号
邮编　100082
电话　发行：010-62227427　邮购：010-62236938
网址　www.cmstp.com
规格　787×1092mm $^1/_{16}$
印张　5
字数　116 千字
版次　2024 年 8 月第 1 版
印次　2024 年 8 月第 1 次印刷
印刷　北京京华铭诚工贸有限公司
经销　全国各地新华书店
书号　ISBN 978-7-5214-4757-6
定价　**39.00 元**

获取新书信息、投稿、为图书纠错，请扫码联系我们。

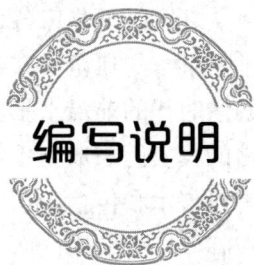

编写说明

新安医学是中国传统医学中文化底蕴深厚、流派色彩明显、学术成就突出、历史影响深远的重要研究领域，是徽学的重要组成部分。作为"程朱阙里""理学故乡""儒教圣地"的徽州是一片盛产"文明"的土地，新安医学正是这一文化土壤的不朽产物，在中国医学史上写下了灿烂的篇章，对中医学的发展作出了巨大贡献。

新安医学以历史悠久、医家众多、医著宏富而著称于世。据考证，自宋迄清，见于资料记载的新安医家达800余人，其中在医学史有影响的医家达600多人，明清两代更是新安医学鼎盛时期，故有中医人才"硅谷"之称。

医著方面，据《新安医籍考》所载新安医家共编撰中医药学术著作800余部。如南宋张杲《医说》，是我国现存最早的医史传记类著作；明代吴崑《医方考》是我国第一部注释方剂的专著；江瓘《名医类案》是我国第一部研究和总结历代医案的专著；方有执《伤寒论条辨》开错简流派之先河；清代郑梅涧《重楼玉钥》是我国第一部喉科专著。在近代中医所推崇的"全国十大医学全书"之中，出自新安医家的就有明代徐春甫《古今医统大全》、清代吴谦《医宗金鉴》和程杏轩《医述》3部。此外，明代孙一奎《赤水玄珠》，陈嘉谟《本草蒙筌》，清代汪昂《汤头歌诀》《本草备要》，程国彭《医学心悟》，吴澄《不居集》以及迁徙苏州的叶天士《临证指南医案》，都是临证习医者的必备参考书，被中医高等院校编入教材。

新安医家在医学理论、临床医学和药物学等方面皆多有建树，一些学说已成为当代中医理论的重要组成部分。如明代汪机融李东垣、朱丹溪之学而发明"营卫一气"说，提出了"调补气血，固本培元"的思想，开新安温补培元之先河，并最先提出"新感温病""阴暑"说，在外科上主张"以消为贵，以托为畏"。孙一奎临证体验到生命"活力"的重要性，用"太极"对命门学说进行阐发，创"动气命门"说，揭开了命门学说指导临床的新篇章。方有执大胆将《伤寒论》整移编次，创"错简重订"说，开《伤寒论》错简派之先河，揭开伤寒学派内部争鸣的序幕。吴澄专门研究虚损病证，创"外损致虚"说，与叶天士"养胃阴说"相得益彰；余国珮创万病之源、"燥湿为本"说，皆当时"医家病家从来未见未闻"之学术见解。郑梅涧创论治白喉"养阴清肺"说；程国彭《医学心悟》总结"八字辨证"说，创立"医门八法"说；汪昂《本草备要》《汤头歌诀》创"暑必夹湿"说，是对王纶治暑之法"宜清心利小便"的重要发挥，为叶天士以后的暑病治疗建立了基本原则。

新安医学临床各科更是名医辈出。数十家世代相传的"家族链"享誉各方，成为中医学术继承的典范。在数百种现存的临床专著中所提出的精辟见解、理论和方法，均代表了明清时代的前沿水平。新安医家的临床经验集中反映在数十部医案专著中，数百种疾病诊治的真实记录成为不可多得的珍贵财富。新安医家的学术思想通过丰富、生动的医论医话得以展示和传播。新安医家创造性地提出方剂分类理论，创制众多历验不爽的新方至今仍在临床广为应用，而对中药精辟阐发的本草著作传播极为广泛。

新安医学众多医家各抒己见，兼收并蓄，形成了众多的学派，主要有明代汪机开创的"温补培元"派，方有执为代表的《伤寒论》的"错简重订"派，清代郑梅涧为代表的"养阴清润"派，叶天士为代表的"时方轻灵"派，汪昂为代表从事医学科学普及的"医学启蒙"派，以及经典注释家中的"改革创新派"等。一些学术派别已成为当代中医各家学说的重要一支，是中医学宝库中不可分割的重要组成部分。

为了更好地传承创新发展新安医学，我们组织编写"新安医学特色系列教材"，力求做到短小精练，易教易学。"新安医学特色系列教材"涉及新安医家学术、医案、医话、医论、方药、针灸以及内、外、妇、儿、五官各科，是在原始文献基础上的一次关于新安医学学术特色和临床成就的集中总结和提炼。《新安医学导论》《徽文化概论》从总体上对新安医学及其文化基础进行介绍。《新安医学学术思想》对新安医家群体的学术思想进行提炼，理论联系实际，阐发学术特点，突出临床应用。《新安医学医案精选》纲目明细，突出新安医家的独特治验和用药风格，使新安医家临床经验更易于师法。《新安医学医论医话精选》对一些医论医话进行精选，介绍一批优秀的新安医家原创经典之论。《新安医学方药精选》介绍新安医家在方剂和药物学方面显著成就，突出介绍原创方剂。《新安医学内科精选》详细介绍了新安医家对内科疾病的病因、病机、诊断、治疗等方面的经验。《新安医学外科精选》集中展现了新安医家在外科和骨伤科领域的临床成就。《新安医学妇科精选》系统整理了新安医家的妇科临证经验。《新安医学儿科精选》对新安医家儿科成就进行了精辟的介绍；《新安医学五官科精选》介绍了新安医学五官科临床创新的独到特色。新安针灸医家的学术特点和成就在《新安医家针灸学说》中得到系统的介绍。而《新安医学概论》（上、下）则是适合于普通班教学的浓缩本。"新安医学特色系列教材"的编写，对培养真正的具有新安医学特色的高素质中医人才，将具有重大意义。

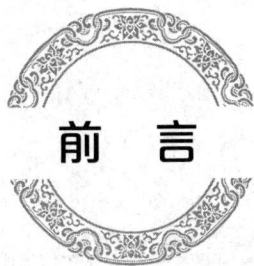

前　言

　　《新安医家针灸学说》是安徽中医药大学针灸推拿学专业本科、硕士研究生的专业课，是为全面继承与学习新安医学宝贵遗产，彰显"北华佗、南新安"办学特色而设置的一门选修课程。将我国古新安地区八百多年来众多针灸医家所形成的学说、学术、理论及其临证特色展示出来，让学生了解、熟悉、传承、学习与借鉴。

　　新安医学以人才辈出的医家、浩瀚丰富的著述而享誉中医学界，影响广泛。2009年，安徽中医学院（现安徽中医药大学）组织专业教师团队，根据《新安医籍考》《新安医籍丛刊·针灸类》《新安名医考》等涉及针灸医家、医著的内容，系统整理和总结了新安医家针灸学术思想和临证特色，出版了《新安医家针灸精华》。随即以此为蓝本，先后在安徽中医药大学针灸推拿学专业本科、硕士研究生阶段开设了"新安医家针灸学说"课程，迄今已历十余年，帮助学生学习和了解新安地区代表性医家的针灸学术思想和代表著作。在思政上，通过了解八百多年新安医家的针灸学术思想，提高地方医学流派的学术自信；在学术上，全面继承和学习新安医学宝贵遗产，凸显我校针灸推拿学办学特色；在技能上，通过理论学习、课程研讨，掌握对医家学术思想总结分析的方法，提高文献分析能力；在专业上，提升对针灸学科特色体系的认知和理解能力。

　　本教材主要选取了有针灸推拿学相关著作传世的9位代表性新安医家、医著、针灸学术思想特点及其对针灸学的主要贡献，常见疾病的新安医家诊疗方案以及部分新安医家的针灸医论医案节选等内容，具有医家代表性显著、针灸临证选穴施术特色明显、引证有据、图文并茂等特点。

　　本书第一章总体概述了新安医学代表性针灸医家、医著、针灸学术特点及对针灸学的贡献，由胡玲、刘广霞负责编写；第二章分论9位代表性针灸医家的针灸学术思想，由胡玲、唐巍、牛淑平、白良川、吴子建、陈卫华、夏晓红、蔡荣林负责编写；第三章分内科、妇科、外科和五官科，共18个病证，总结整理了新安医家针灸临证选穴施术特色和治疗经验，由何璐、胡吴斌负责编写；附录摘选了部分新安医家针灸医论医案选读，由余情负责编写。插图由 汪家龄 绘，黄辉提供，在此一并感谢。全书由主编、副主编进行统稿。

　　在教材编写中，受到了许多帮助与支持，在此表示感谢。由于编者对博大精深的新安医学研究尚欠深入，掌握资料有限，虽勉力为之，仍难免有疏漏和欠妥之处，恳请专家学者提出宝贵意见，以便再版时修订提高。

编　者

2024年4月

目 录

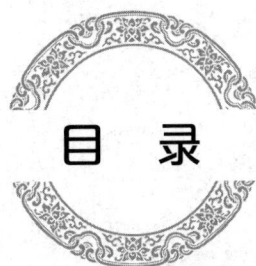

第一章 绪 论

新安地域，人文荟萃，不仅孕育了程朱理学、江戴朴学、新安画派，留下了叹为观止的徽派建筑，成就了胡适、陶行知等著名学者、教育家，还诞生了中国传统医学中独树一帜的流派——新安医学。新安医学名医辈出，著述宏丰，分科齐全。其中，针灸推拿学的特色和成就彰显出其独特的学术魅力。

☞ **导学**

本章重点介绍新安医学代表性针灸医家、医著、针灸学术思想特点及其对针灸学的主要贡献。通过学习，要求熟悉各时期代表性新安针灸医家，重点熟悉其代表性针灸著作。了解代表性新安医家在针灸理论的阐发、临床辨证、穴位选取、手法应用等方面的特色，重点了解新安医家针灸学术思想特点及主要贡献。

第一节 新安医学代表性针灸医家及医著

新安针灸肇始于唐代。据有关史料记载，最早涉猎针灸的新安医家，当首推唐代杨玄操。其后，宋元张杲、王国瑞，明清汪机、吴崑、徐春甫、汪昂、吴谦、郑梅涧、吴亦鼎、王君莘等均善针灸，他们大多业医精儒，勤于著述，涉猎广博，针药兼通。

杨玄操为唐初医家，约生活于公元七世纪，曾任新安歙州（今安徽歙县）县尉。精于训诂及医道，著有《黄帝八十一难经注》《素问释音》等。其著《黄帝明堂经》与《明堂音义》当为最早的新安针灸专著。

北宋末年的张扩（约1056—1104年），新安歙州人，为新安第一代名医世家。其侄孙张杲（约1155—1225年），字季明，南宋人，其编撰的《医说》共十卷，分四十九门，是我国现存最早的医史传记，也是现存第一部较为完整的新安医学著作。

南宋擅长针灸的医家有吴源、程约、马荀仲等人，针灸技术神奇绝妙。据有关史料记载，吴源精研医理，临证经验丰富，尤善治急症和虚劳病证，被人们誉为"神医"。

元代，新安医学中最值得称道的著名的针灸学家首推王国瑞。王国瑞，新安婺源（今江西省婺源县）人，撰有《扁鹊神应针灸玉龙经》。其弟子周仲良在该书的后序中说"《玉龙经》者，婺源王先生所传针灸书也。其所以托名扁鹊者，重其道而神其书也"。

明代新安医学名家辈出，如汪机、江瓘、吴崑等，都十分重视针灸。汪机（1463—1539年），字省之，号石山，新安祁门人。因世居县城内之石山坞（又称南山朴墅），故别号"石山居士"。其针灸学术思想主要体现在《针灸问对》和《外科理例》中。

吴崑（1552—1620年），字山甫，号鹤皋山人，新安歙州人。通晓针灸方药，所著《针方六集》，是一部集古代针灸之大成的丛书。

徐春甫（1513—1596年以后），字汝元，号思敏、思鹤，又号东皋，新安祁门东皋人。其代表性著作《古今医统大全》为我国古代十大医学全书之一，内容涉及广泛。其中卷六

《经八发明》、卷七《针灸直指》专论针灸与经穴。

清代针灸虽日渐衰落，但新安医家仍在针灸推拿理论与应用方面有一定贡献。

汪昂（1615—1694年），字讱庵，明末清初新安休宁人。其针灸学思想主要反映在《经络歌诀》《经络穴道歌》《经络图说》等著作中。其明确指出"《灵枢·经脉》一篇，为证治之纲领"。

吴谦（约1690—1760年？），字六吉，清代新安歙州人。乾隆四年奉诏编纂《医宗金鉴》，全书共90卷15门。总结了明、清以前的医、药、伤、针等各科的医学成就，其中《医宗金鉴·刺灸心法要诀》是全书中论述与针灸学相关的一部分内容，共计8卷。

吴亦鼎（1792—1861年），字砚丞，新安歙州人。著有《神灸经纶》（四卷）和《麻疹备要方论》（一卷）。《神灸经纶》舍针言灸，介绍用灸法治疗各科疾患达400余种。

郑梅涧（1727—1787年），名宏纲，字纪原，晚年别号雪萼山人。新安歙州人，清代喉科名医。代表著作《重楼玉钥》既是一部中医喉科代表作，更是我国最早的喉科针灸专著。

王君萃，清代新安人，生卒年限不详，著《小儿烧针法》。该书是介绍以烧针法治疗小儿惊风抽搐等症的专著。

此外，在推拿方面，新安医家周于藩、方开、许凝、余懋等人均善推拿之术，各具特色，编撰推拿专著多部，如吴澄的《推拿神书》（惜未见刊行）、余懋的《推拿述略》、方开的《摩腹运气图考》、周于藩的《小儿推拿秘诀》《小儿按摩术》，均各有见地，较系统地叙述了推拿的治疗方法，在临床上很有参考价值。

余懋（1836—1894年），字啸松，号白岳庵，清代新安休宁人。其先世自休宁徙居浙江梅里（今嘉兴）。其父恕堂为邑名医，余懋少继父业，著有《白岳庵医书五种》，子目有《万选良方》《洄溪秘方》《刺牛痘要法》《方解别录》《推拿述略》均有一定临床参考价值。《推拿述略》一书，1卷，专述小儿疾病的推拿治疗，其中附图4篇。其书仅两千余言，然言简意赅，图文并茂，特点独具。

第二节　新安医家针灸学术思想与特点概述

新安医学不是单一的学术流派，其针灸学术观点也非师出同门。由于受新安文化尊经重教的影响，其学术思想既崇尚经典，具有相似的共性，又兼收并蓄，在针灸理论的阐发、临床辨证、穴位选取、手法应用等方面，各具特色。

（一）法宗《内》《难》，尊而不泥

《黄帝内经》（以下简称《内经》）既是一部中医经典著作，更是标志着针灸系统理论的形成。后世针灸医家无不以《内经》作为学习、研究之圭臬。新安医家也不例外，研习著书、临证治疗皆宗《内经》《难经》。

汪机在《针灸问对》中明确提出"《素》《难》所论，刺法之正也"。汪氏虽尊《内》《难》之说，但师古而不泥古。一方面他指出"《灵枢》第一篇，针之大经大法，不可不读也"，同时又直言"此上古之书，传写已久，其中多有缺误"，认为临床治疗时应"当知圆机活法，不可守经无权，与夫邪正之所当别，虚实之所当知，补泻之所当审，皆针家

之要务"。

徐春甫尊《内经》为"万世医家之祖",主张学医须溯本探源,接轩岐之正脉。同时,也强调应不为旧说所囿,以融会贯通,去粗取精,去伪存真,为今世所用。如《古今医统大全·针灸直指》对古代针灸的核心内容进行精选,并结合自身经验,对中风、伤寒、杂病等78种证候和症状的针灸疗法进行介绍,证治明确,取穴简洁。

吴崑认为针灸欲精其道须时时探究《灵》《素》,潜心钻研。其撰著《针方六集》,集古代针灸之大成,理论深邃,内容丰富。其根据《内经》《难经》的五输理论,将脏腑辨证与经络辨证有机结合,演绎成"五门针方"学说,体现了既尊《内经》《难经》,又不惟《内经》《难经》的学术思想。

吴亦鼎在《神灸经纶》引言中也指出:"《灵枢》为针灸之宗本。"摘其相关内容,据为引用,并熔历代灸法精华于一炉,将灸法应用于临床各科,提出"病有万变,治亦有万变"思想。

由上可知,新安医家的针灸学术思想皆本于《内经》和《难经》。

(二)学派纷呈,兼容并蓄

新安医家既法宗《内》《难》,又博采众长,敢于开拓创新,直言己见。依据各医家学术观点和研究侧重点的不同,可将其归纳为"重针派""重灸派""按时取穴派""按时取穴质疑派""手法修订与质疑派""刺络放血派"等。

1.**"重针派"** 是偏重用针法治病的一个学术流派。《内经》《难经》均详于针而略于灸,可看作此派的滥觞。新安医家王国瑞、吴崑、郑梅涧等也均偏重针。王国瑞首创"一针两穴"透穴针法;吴崑在临床针灸治疗时,讲究取穴少而精,也推崇一针二穴的透刺法,他在《针方六集》中汇集了12对透刺穴组,至今仍为针灸临床所常用。

2.**"重灸派"** 是偏重用灸法治病防病的一个学术流派。灸法最早见于《足臂十一脉灸经》和《阴阳十一脉灸经》。其后出现了很多灸疗专著,如唐代王焘《外台秘要》,宋代《西方子明堂灸经》,南宋时代窦材提倡"灼艾第一、丹药第二、附子第三",把灸法放在头等重要的位置。此后新安医家吴亦鼎鉴于当时重汤药而轻针灸的局面,力倡灸疗,撰灸法专著《神灸经纶》,并提出"明证后治""灸重审穴"及灸可"温暖经络,宣通气血"等学术思想。

3.**"按时取穴派"** 是提倡按不同时间选取不同穴位的学术流派。主要代表医家为王国瑞,王氏汇集以前针灸医家按时取穴的理论与经验,并有所创新,提出"十二经原(络)夫妇配合按时取穴法"(简称"原络夫妇配穴")。他还创立"飞腾八法",即用流注八穴配八卦合九宫数逐日按时推算开穴的一种方法。

4.**"按时取穴质疑派"** 是对按时取穴提出不同意见的学派。主要代表医家有汪机。汪机的《针灸问对》在记载何若愚子午流注针法的主要观点后指出:"此皆臆说,《素》《难》不载。不惟悖其经旨,而所说亦自相矛盾者多矣?彼谓阳日阳时阳经穴开,故甲子日甲戌时,甲胆窍阴井开,此固然也。丙子时,属于乙丑日辰,乃阴日阳时也。而谓丙小肠前谷荥穴开,其与阳日阳时之说,合乎?否乎?"此为一家之言,但对繁荣学术论坛还是起到积极作用。

5. "手法修订与质疑派" 是对金元明初盛行的纷繁针刺手法质疑与修订的学派。主要医家有吴崑、汪机等。吴崑认为《金针赋》虽不失为针刺手法的重要文献，但亦存在谬失之处，对其中缺乏理论依据，与临床实际不符之处予以修正。汪机亦对当时一些针家"动辄以袖覆手，暗行指法，谓其法之神秘，弗轻示人"的做法予以严厉批判。

6. "刺络放血派" 是偏重针刺放血的流派。新安医家郑梅涧继将针刺放血用于喉科病证，疗效显著。

（三）识脉察形，分经分部

人体是一个有机整体，五脏藏精气于内，开窍于五官，从人体表现于外的生理病理现象，可以揣测五脏六腑的变化，诚如《灵枢·本脏》言："视其外应，以知内脏，则知所病矣。"新安医家在临床实践中强调针灸亦应注重切脉观色察形，必须辨证论治，才能针到病除。如汪机认为"切脉观色，医之大要"。

汪机强调分经辨证，认为疾病辨证取穴应从经络循行特点进行分析，如"从背出者，当从太阳五穴，选用至阴、通谷、束骨、委中、昆仑"。

强调分部辨证的新安医家有吴崑和吴亦鼎。吴崑《针方六集·卷之一·神照集》篇将人体分为头面腹背手足各部，并附有正人、伏人脏腑图。其《针方六集·卷之三·尊经集》篇记载面部主脏腑支局，如"见于庭者，首面也；眉间以上者，咽喉也"吴氏亦认为人体内脏的病变或各部的异常，皆可从色泽、脉象、形态上反映出来。其在《神灸经纶》中记载首部、中身、手足、二阴证略，并详述各部诸病灸法证治，如痿证灸涌泉、阴谷、阳辅；腰背重痛腰俞、大肠俞、膀胱俞、身柱、昆仑等。

（四）针药一理，针医汇通

针灸与药物均是中医治疗的重要手段，自古以来，一些医家就提出针药互补或针药并用的理念。如唐代孙思邈在《备急千金要方》中明确提出"若针而不灸，灸而不针，皆非良医也；针灸而不药，药而不针灸，尤非良医也"的针、灸、药并重的主张。

新安医家在长期的临床实践中充分认识到针药的互补性，强调针药同理，针药配合，才能在临证中左右逢源。如吴崑在深入研究《内经》的基础上，通过"以药明针"的比较方法，在《针方六集·卷之四·旁通集》中系统地阐发了"针药二途，理无二致"的观点。

新安医家中有很多都是既精于针灸，又通于方药，他们不仅在针灸方面有高深的医术，而且临证用药经验丰富，同时学术见解高超。

如汪机虽宗丹溪之学，但并不拘泥。当时医家多囿于朱丹溪"阳常有余，阴常不足"之说，对于甘温助阳之品，则不敢应用。汪氏惩偏救弊，认为人体是一个有机整体，阴阳须平衡，气血要调和，治病须实事求是，虚则补之，实则泻之。在临床上汪氏不仅精通医药，且擅长针灸，尤擅用灸法治疗痈疽，如"一妇患腹痛，脓胀闷瞀，卧针，脓出即苏""一人囊痈脓熟肿胀，小便不利，几殆，急针，脓水大泄，气通而愈"。

徐春甫甚崇李东垣《脾胃论》，认为人的生命虽起源于父母先天之精，但人的生长发育、繁殖却依赖后天水谷精微物质，故主张顾护中州，健运脾胃，善用参芪。在针灸方面，徐氏指出："针灸用药因病而施治者，医之良也。"在《古今医统大全》中列专卷论针灸，具体述说针与灸诸种手法及其临证应用；在论述各科病证中，其治法包括针灸与诸多外治方法。

第三节　新安医家对针灸学的主要贡献

新安医家对针灸学的贡献，主要表现在对医理的阐发，对学术的传承，以及对临床治疗方法的丰富。他们各擅其长，各具特色，其独到见地给后学者很多启迪，为繁荣和发展中医针灸理论，丰富针灸实践经验作出了突出贡献。

（一）精研医理，发皇古义

1. 杨玄操注《难经》，"以彰厥旨"　唐代医家杨玄操，对吴太医令吕广所注《难经》重新予以疏注，附以音义，明其大旨。如：吕广注冲脉为"阴脉之海"，杨玄操予以纠正。又如对"心有两脉"的阐述"手少阴，真心脉也；手心主，心包络脉也。二脉俱是心脉，而少阴与小肠合，心主与三焦脉合。三焦有位而无形，心主有名而无脏，故二经为表里也。五脏六腑各一脉为十一脉，心有两脉，合成十二经焉。据此而言，六腑亦止五腑耳"。对今针灸临床和科研有启迪和指导意义。

2. 吴崑重五输，倡"五门针方"　五输穴理论最早见于《灵枢·九针十二原》，《难经》在《灵枢》的基础上进一步论述五输穴的阴阳属性，并对五输主治有所发挥。吴崑在此基础上，汇《内经》《难经》《伤寒论》等有关学术思想和医学理论，并加以发扬，将脏腑辨证与经络辨证相结合，形成"五门针方"说"五门者，十二经井荥输经合也""脏腑之气由之开阖，若门户焉，故曰五门"。

3. 汪机病分气血，"治病无定穴"　汪机认为病邪侵袭人体，与正气相搏，随正气周流上下，有在气分与血分之别，故在治疗时须根据疾病所在部位而取穴，如"须知在气分者，上有病，下取之；下有病，上取之；在左取右，在右取左。在血分者，随其血之所在，应病取之"。汪氏反对拘泥于一症一穴，按图索骥，提出"治病无定穴"，认为针刺治病不可"执中无权"，拘于"某穴主某病之说"，应根据病情表现采用相应治疗方法。

4. 汪机、吴亦鼎"热证可灸""疮疡宜灸"　灸治热证的理论，早在《内经》中就有记载，如《灵枢·背俞》有"以火补者，……以火泻者"的提法。可见，《内经》时代认为：灸法不但能补，而且能泻，既可用于寒证，亦可用于热证。其后，因张仲景《伤寒论》有"火劫""火逆"一说，故后世医家对灸法能否用于热证有不同的见解。汪机在《内经》基础上，除强调灸法主要用于沉寒痼冷、阳绝、阳陷等疾病的治疗外，亦多次提及用灸法治疗外科疮疡热证。他认为"热者灸之，引郁热之气外发，火就燥之义也"。并在《外科理例》中多处记载了隔蒜灸治疗热证的验案。

吴亦鼎《神灸经纶》置针言灸，他认为"灸取于火，以火性热而至速，体柔而用刚，能消阴翳，走而不守，善入脏腑……能通十二经，入三阴，理气血……"故灸能治疗热证。在灸治疮疡中，他认为一切疮疡之毒，痛或不痛，皆可用灸。

5. 郑梅涧创"郑氏三针"，针灸并用　郑梅涧博采众长，首创"郑氏三针"说。其认为咽喉疾患的首恶乃是风邪，故把祛风作为当务之急，并指出针灸治疗喉风的机制是开通气血、祛风化痰。他对针灸取穴、进出针，以及各种病证的针灸疗法及禁忌等均有自己的体会。郑氏还将灸火疗法应用于喉科病证，如"治一切喉痹……命在顷刻者……用巴豆油涂纸上……火上点着，烟起即吹灭，令病人张口，急刺于喉间，俄然吐出紫血，即时气宽能言……盖热则宣通……又以火散结"。

（二）著辞案形，惠泽后学

新安医家非常重视医学普及教育，纷纷著书立说，编撰了一批由博返约、简明通俗的针灸读物，惠泽后学。

如汪机鉴于"古语微奥，必须沉潜玩味，乃能深契"且"今人喜简厌繁，但求熟于歌赋，其于圣经，视为虚文，熟肯留心于此哉"。在《针灸问对》一书中，以问答方式对《内》《难》经文进行阐发，条理分明，脉络清晰，使医之精髓奥妙通俗易懂。

王国瑞《扁鹊神应针灸玉龙经》以85首歌诀形式，介绍了120个常用穴位，并举其所治病证，便于习诵与推广应用。

为了使经穴理论直观化、统一化，新安医家著书亦不拘泥于文字形成，图文并茂。如吴亦鼎《神灸经纶》中十二经脉及奇经八脉原文后附经络循行图，且标注各穴定位；王君萃《小儿烧针法》附小儿全形二十四图，标有穴位；余愗所著《推拿述略》，言简意赅，附图简洁明了，特点独具。

新安医家的针灸普及著作经久不衰，广为流传。如吴谦《医宗金鉴·刺灸心法要诀》一直被视为法定教科书，作为当时考试命题的依据；《针灸医籍选读》收录汪机《针灸问对》，这些极大促进了针灸医学理论的普及和推广。

（三）针推灸焠，丰富临床

"病有万变，治亦有万变"（《神灸经纶·引言》）。新安医家著作不仅有对针灸理论的阐发，也有对针灸临证实践的记述，他们本人更注重临床实践，悬壶行医，济世活人，其针刺、推拿、艾灸、焠针方法各具特点，灵活权变，极大地丰富了临床治疗手段。

张杲的《医说》首次记载了灸"脚小趾"（至阴穴），治疗胎位不正而致难产的医案。

王国瑞首创"一针二穴"的透刺手法，至今仍广泛应用。如对偏正头痛的治疗，采用针刺丝竹空透率谷的皮下浅透针法，对临床颇有指导意义。此外，王氏《玉龙经》文后所附的《穴法歌》，记载了37对常用穴配伍，为后世组穴配伍奠定了基础。如"承浆应风府"，二穴一前一后，一阴一阳，为后世配穴之典范。

新安医学针灸推拿学科中，详论针灸理论和学术思想的医家众多，但论及推拿之术的，仅有吴师朗所著的《推拿神书》（惜未见刊行）、方开的《摩腹运气图考》、余愗的《推拿述略》、周于藩所著的《小儿推拿秘诀》1卷，以及《小儿按摩术》4卷（由清代医家张振均于公元1888年改编后更名为《厘正按摩要术》4卷行世），专述小儿疾病的推拿治疗，为小儿推拿的发展起到了推动作用。

余愗所著的《推拿述略》一书，其言不过两千，然言简意赅，图文并茂，提出并论述了不少的学术思想和观点，如注重温补凉泻的不同手法和功用，视病情轻重酌量为之，不独用推拿，亦并用灸法、中药等，具有重要的临床参考价值。余愗认为推拿一法能使正气流通，邪气自退，不需用药往往就可收效，较之其他治病方法，无损而有益。其推拿学术思想主要有：推拿一法，无损有益；男女有别，补泻有异，适度调和；小儿惊风，证型不同，手法有别；推拿灸药，轻重缓急，相机而用；小儿推拿，切乳子脉，判症吉凶。余懋在小儿推拿时强调采用切乳子脉法，以判断症状之吉凶，认为医家无论诊病治病，不可只片面追求一种技艺，而无暇其他，应做到望、闻、问、切四诊合参，全面掌握推拿灸药各种方法，方能收到良好效果。

此外，王君萃的《小儿烧针法》，推崇治疗小儿惊风首用烧针（灯草灸），并兼用他法。有刺血与烧针同用；有药物与针灸同用；有推拿、烧针、药物同用。在辨证论治的基础上，灵活选用烧针穴位和部位。如对惊风实证，灯火灸主要采用头面躯干部位和穴位；对惊风虚证或虚实夹杂证，则主要采用四肢和躯干部位和穴位同用等。

总之，新安针灸医家或精于针，或重于推，或专于灸，但于临床治疗中并不固守一法，每依病情变化，择法而用，乃至多法并用。正如《针灸大成·诸家得失篇》中云"其致病也，既有不同，而其治之，亦不容一律"，这种灵活多变的施治方法，不仅显著提高了临床疗效，也为后来者的学习提供了思路和借鉴方法。

思考题

1.历代新安医学代表性针灸医家及其学术著作有哪些？

2.新安医家在针灸理论的阐发、临床辨证、穴位选取等方面的特色是什么？

第二章　新安医家针灸学术思想

第一节　王国瑞的针灸学术思想

☞ 导学

《扁鹊神应针灸玉龙经》（以下简称《玉龙经》）系元代医家王国瑞的代表性针灸著作。中医历来尊崇扁鹊，所以该书托名"扁鹊"，在于重其道而神其书也，"玉"喻针灸效果确实可信，"龙"喻针灸治法灵妙多变。

《玉龙经》的主体部分为"玉龙歌"及其注文。此外还载有"注解《标幽赋》""天星十一穴歌诀""人神尻神歌诀""六十六穴治证""磐石金直刺秘传""针灸歌""灸法杂抄切要"等篇，对于研究窦氏针法具有重要价值。

王国瑞的学术及临床技术特点表现在针灸取穴、处方和技术操作方面，其崇尚简约，注重实效。他将配穴处方、取穴、技法三个关键环节放在同一个平台来考量，施行补泻分异穴补泻和同穴补泻两种，又有多少、先后之分，成为后世"阳中隐阴""阴中隐阳"之先河。王氏继承了窦氏交经互刺的思想，在《玉龙经》中还有一针多穴的透穴针法。

王国瑞在继承并发展了窦氏子午流注针法的同时，还创立一种逐日按时取穴的针法——"飞腾八法"，也是明代灵龟八法的先驱（图2-1）。

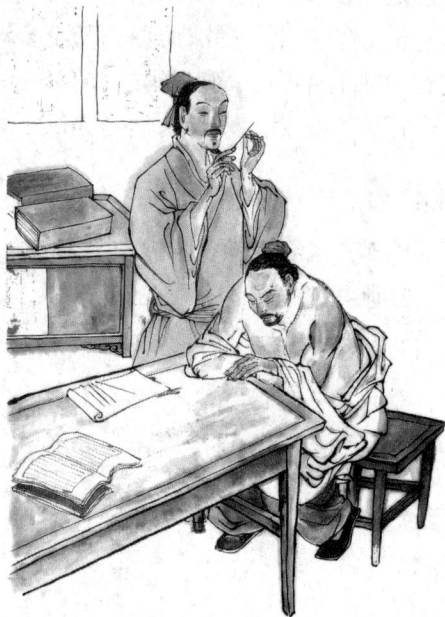

图2-1　王国瑞

注：王国瑞，字瑞庵，元末婺源人，名医王开之子。他承父业，精针灸术，治病神验，屡游三吴，医名籍籍，求治者众。著有《扁鹊神应针灸玉龙经》一卷并与其父同注窦汉卿之《铜人针经密语》，题为《增注针经密语》一卷，今佚。

《玉龙经》理论联系临床，有继承、有创新，为针灸医学的发展起到了承前启后的作用，是王氏针灸理论与实践的精粹，学以致用，价值较高。

王国瑞秉承窦汉卿之学，在流注针法、飞腾八法以及透穴针法等方面多有建树，著《扁鹊神应针灸玉龙经》一卷。该书是一本针灸理论与实践、学习与提高相结合的针灸专著，包括了王氏以前针灸医家对于经络腧穴理论及针法与实践的精粹，学以致用，价值较高。王国瑞的针灸学术思想主要体现在以下五个方面。

（一）唱吟易记，施术显效

《玉龙经》是一本综合性的针灸著作，整篇2400余字，七言一句，四句一小歌。其《人神尻神歌诀》《磐石金直刺秘传》《针灸歌》《灸法杂抄切要》《飞腾八法》等，均是王国瑞针灸学术思想及医疗经验的代表作，文辞严谨，大气磅礴，内容详尽，"唱吟易记"。如《一百二十穴玉龙歌·中风》云："中风不语最难医，顶门发际亦堪施；百会穴中明补泻，实时苏醒免灾危。"《玉龙经》的逻辑层次整理如下：总论——头风头痛病穴——五官病穴——腰背腿脚病穴——手臂肘肩病穴——心腹内脏病穴——（分层）——手部穴证治——背腹部穴证治——脚部穴证治——（分层）——用灸法证治，真正体现了玉龙精神。按病种分类编辑目录，一病可有近、远、前、后、上、下取穴的搭配，一穴可有近、远部病变的治效，针刺之后方用灸，针灸并用，疗效益彰。

（二）创立飞腾八法，完善子午流注

飞腾八法又称奇经纳干法，是在窦汉卿"流注八穴"的基础上发展而来。飞腾八法的运用只需掌握天干与八脉交会穴、八卦的对应关系，简单明了，不论日干支和时干支，均以天干为主，按时开取八脉交会穴的方法。例如：本日天干是甲或是己，按"五虎建元"法推算，即是"甲己之日起丙寅"，丙寅应取内关穴，因丙配艮卦内关（其他如丙申、丙戌、丙子、丙辰、丙午皆同）。其他如戊辰时取临泣，己巳时取列缺等，均同此例。

王国瑞还创立十二经原（络）夫妇配合按时取穴法（简称"原络夫妇配穴"）："手阳明大肠合谷庚……足阳明胃冲阳戊，足少阴肾水泉癸。"拓展了子午流注理论。

（三）配穴秘诀，心要传世

王国瑞的学术及临床技术特点表现在针灸取穴、处方和技术操作方面，崇尚简约，注重实效。他将配穴处方、取穴、技法三个关键环节放在同一个平台来考量，使得医生在处理疾病时，得穴即已得法，按穴施术必得置效验。

《玉龙经》总结的针灸处方案例与理论，是针灸处方学发展史上的一座里程碑。其总结并收载针灸处方54条，如《扁鹊神应针灸玉龙经·一百二十穴玉龙歌·气喘》所载"气喘呼吁不得眠，何当日夜苦相煎；若取璇玑真个妙，更针气海保安康"就是一个上下配伍，穴取任脉的经典处方，更符合岐黄"吸气在肺，纳气在肾"的藏象理论。

"穴法"派的经验亦比较集中地反映在本书中，如《穴法歌》云："穴法浅深随指中，砭焫尤加显妙功"。其临床效验的37组配穴，多数是对穴，把类似特点和作用的穴位编成一组，两个以上穴位相互配伍，就要有个主从配合的关系，这就是穴位协同关系，从而具备了处方学"君、臣、佐、使"四大要素。

如《扁鹊神应针灸玉龙经·穴法歌（穴法相应三十七穴）》所说的"承浆应风府"，窦汉卿在《流注通玄指要赋》中两穴均为单用，如"头项强，承浆可保""风伤项急，始求于风府"，与窦汉卿单穴相比有质的进步，表明针灸处方已由以前单穴处方为主，发展到以配穴处方为主，配穴理论虽不完整，但实践案例却极其丰富，为现代针灸处方学的诞生奠定了理论与临床基础。

（四）一针多穴，承前启后

《玉龙经》首次明确提出了透穴刺法，并为之立名。透穴刺法是指针刺入某一穴位后，采用不同的针刺方向、针刺角度和针刺深度，以同一根针作用于两个或两个以上的多个穴位，从而达到治疗疾病目的的一种针刺方法。透刺有皮下浅透、筋骨间横透两种方法。《扁鹊神应针灸玉龙经·一百二十穴玉龙歌·偏正头风》曰："头风偏正痛难医，丝竹金针亦可施，更要沿皮透率谷，一针两穴世间希。"这是治疗偏头痛的皮下浅透针法。《玉龙经》还记载了鹤膝风的筋骨间横透针法。如《扁鹊神应针灸玉龙经·一百二十穴玉龙歌·膝风》曰："红肿名为鹤膝风，阳陵二穴便宜攻，阴陵亦是通神穴，针到方知有俊功。"

透穴刺法弥补了传统一穴进针的针刺刺激点少的不足，加强了刺激面、刺激量和针感效应。透穴刺法具有取穴少、针感强、疗效好，具有增强针感的作用，已被针灸临床医家所广泛使用。

（五）手法精湛，法随病施

王氏在临床中重视辨证论治，皆法随病施，灵活多变。在针刺方法上，他发明了异穴补泻和同穴补泻两种方法。如《扁鹊神应针灸玉龙经·磐石金直刺秘传》曰"妇人血气痛：合谷（补），三阴交（泻）"属异穴补泻；如《扁鹊神应针灸玉龙经·一百二十穴玉龙歌·不闻香臭》"不闻香臭从何治，须向迎香穴内攻；先补后泻分明记，金针未出气先通"属同穴补泻。这种操作方法，成为后世"阳中隐阴""阴中隐阳"针法之先河。

王氏法宗《素问·缪刺论》的"缪刺""巨刺"，并继承了窦汉卿的交经互刺思想，对于头风偏痛、胸胁疼痛的病证，王氏分别采用了"左疼取右，右疼取左"和"右疼泻左，左疼泻右"的治疗方法。如《扁鹊神应针灸玉龙经·磐石金直刺秘传》"中风半身不遂，左瘫右痪，先于无病手足针，宜补不宜泻；次针其有病足手，宜泻不宜补——合谷（一）、手三里（二）、曲池（三）、肩井（四）、环跳（五）、血海（六）、阳陵泉（七）、阴陵泉（八）、足三里（九）、绝骨（十）、昆仑（十一）"，《扁鹊神应针灸玉龙经·一百二十穴玉龙歌·口眼㖞斜》中云："中风口眼致㖞斜，须疗地仓连颊车；㖞左泻右依师语，㖞右泻左莫教差。"不仅有交经针刺，更有交经透刺。《扁鹊神应针灸玉龙经·灸法杂抄切要》载："食多而身瘦者，名食晦，宜灸脾俞。食罢而贪睡卧者，名脾困，宜灸中脘。"可见针灸之所以神应，与精确的辨证、合理的选穴、独到的刺灸手法有密切的关系。

第二节　汪机的针灸学术思想

🖝 导学

汪机（1463—1539年），字省之，号石山居士，明代新安郡祁门朴墅（今安徽省祁门县石山坞）人，明朝正德至嘉靖年间名医。出生于儒医家庭，自幼习儒，后随父习医，终以医鸣于世。石山先生一生著述丰富，主要著作有《续素问钞》3卷、附《补遗》1卷、《脉诀刊误集解》2卷、《附录》2卷、《运气易览》3卷、《针灸问对》3卷、《外科理例》7卷、《附方》1卷、《痘治理辨》1卷、《附方》1卷、《石山医案》3卷、《推求师意》2卷，合为

《汪石山医书八种》。再合《伤寒选录》8卷、《内经补注》1卷、《本草汇编》20卷、《医读》7卷、《医学原理》13卷，计13种70余卷，为后人留下了极其宝贵的研究资料。其中针灸著作以《针灸问对》和《外科理例》为主要代表（图2-2）。

　　《针灸问对》是阐述汪机针灸学术思想的代表作，是针灸史上第一部全面评议针灸理论与刺灸方法的专著。全书系问答体，共有八十四问答（实为八十五"问"，八十四"答"，其中第二十六问"刺热病亦有异乎"未见回答），分上中下三卷，上、中卷论述脏腑经络、营卫气血、针刺原理及其方法；下卷专论灸法，并附载经络、腧穴、十二经见证等歌诀。

　　《外科理例》，全书共分7卷，附方1卷，详述痈、疽、疮、疡等外科疾病。宗《内经》"膏粱之变，足生大疔"之说，认为外科病虽然多数表现在外，而根本在内。在针刺上，除常见针、砭之外，还运用气针、火针、燔针、铍针等，是一本理论和临床紧密结合且广用针灸方法的中医外科专著。

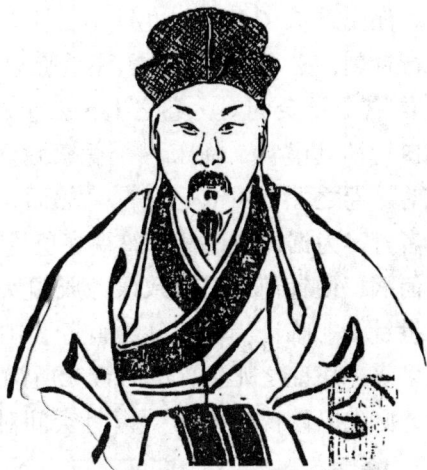

图 2-2　汪机

注：汪机，明初三大名医之一，新安固本培元派开创者，提出"营卫一气"等新说，编刊医术 13 种，弟子众多。

　　汪机毕生辛勤治学，直至古稀之年，仍精心钻研，笔耕不辍。"石山先生像"自赞曰"心存仁术，志好儒书，颠已垂白，手不停披"，反映了他辛勤刻苦的治学精神。石山先生针灸学术思想主要体现在《针灸问对》和《外科理例》中。汪机的针灸学术思想主要体现在以下五个方面。

（一）《素》《难》所论，刺法之正

　　汪机明确提出："《素》《难》所论，刺法之正也。"通览《针灸问对》，共八十四问答，（实为八十五"问"，八十四"答"）其中完全引自《内经》和《难经》的有四十六问，（占54.76%）其他各问也多以经文进行阐发，或本于经文对诸家之说进行评述或提出异议。其学宗《内》《难》的思想，由此可见一斑。

　　以汪氏对"迎随"之义的阐发为例：《灵枢·九针十二原》载"往者为逆，来者为顺……逆而夺之，恶得无虚；随而济之，恶得无实。迎之随之，以意和之"。《难经·七十九难》"迎而夺之者，泻其子也；随而济之者，补其母也"。对于《内》《难》的不同说法，石山先生为之阐发："方其来也，必按而止之，此皆迎而夺之，不使其传经而走络也……譬如贼将临境，则先夺其便道，断其来路，则贼失其所利，恶得无虚。"而对随而济之的理解则是"视不足者，视其虚络，按而致之、刺之。而刺之者无出其血，无泄其气"。当然，这只是汪氏的一家之言，但其学宗《素》《难》的理念还是显而易见的。

　　汪氏在充分阐发经文原旨的基础上，还提出某些独特见解。如：有关针刺深浅、留针时间、灸用壮数等问题，认为不应拘于诸家针书关于针几分、留几呼、灸几壮之记载，强

调"当知圆机活法，不可守经无权，与夫邪正之所当别，虚实之所当知，补泻之所当审，皆针家之要务"。这些对现代针灸临床仍具有指导意义。

（二）凡用针灸，必先察脉

汪氏秉承《灵枢·九针十二原》"凡将用针，必先诊脉"的思想，提出针灸医生不可妄行针刺，必须察色按脉，注重脏腑经络辨证，然后方可针刺。他指出"切脉观色，医之大要"（《针灸问对·卷之上·四十八问》）。十二经脉伏行于分肉之间，深而不见，但从气口可知其虚实，临床"全凭察脉盛衰，以知病在何经，乃可随病以施针刺也"（《针灸问对·卷之上·四十七问》）。然而，一些针灸医生以《素问·长刺节论》"刺家不诊，听病者言"为据，临证每每忽视察色诊脉。他严厉批评一些针工"既不识脉，又不察形，但问何病，便针何穴，以致误针成痼疾者有矣"（《针灸问对·卷之上·三问》）。由此告诫后世针士，临证当以诊脉为首务，主张脉证合参，辨证施治，否则，"经脉之虚实，补泻之多寡，病证之死生，懵然皆无所知矣，于此而妄施针灸，宁免粗工之诮哉……俾后之针士，必先以诊视为务也"（《针灸问对·卷之上·四十七问》）。

（三）因病施治，治无定穴

汪氏提出"治病无定穴也"。他指出病邪侵袭人体，随正气周流上下，有在气分与血分之不同，主张针刺时应根据气分病、血分病的不同而采用不同的治法。气分病多游行不定，治疗当"上有病下取之，下有病上取之""在左取右，在右取左"；血分病多沉着不移，治疗应"随其血之所在，应病取之"。又如，同是疮疡，发病部位不同，选穴也有所不同。《外科理例》记载"从背出者，当从太阳五穴，选用至阴（在足小趾外侧，去爪甲角如韭叶）、通谷（在足小趾外侧，本节前陷中）、束骨（在足小趾外侧，本节后陷中）、昆仑（在足外踝后跟骨上陷中）、委中（在腘中央约纹中动脉）；从鬓出者，当从少阳五穴，选用窍阴（在足小趾之次指端，去爪甲如韭叶）、侠溪（在足小趾次指歧骨间，本节前陷中）、临泣（在足小趾次指，本节后间陷中）、阳辅（在足外踝上四寸辅骨前绝骨端如前三分）、阳陵泉（在膝下一寸，外廉陷中）"背、鬓、髭分别为足太阳、足少阳、足阳明经脉所循，故当从这些经脉上选穴。

（四）疮疡用灸，回生之功

汪氏强调灸法主要用于沉寒痼冷、阳绝、阳陷等疾病的治疗，然而，对外科疮疡，却大力推荐用灸法治疗。他在列举一系列灸治疮疡的验案后指出"《精要》曰：灸法有回生之功，信矣"（《外科理例·卷一·灸法总论四十八》）。汪氏认为：灸法治疗疮疡的作用机制为"若未溃则拔引郁毒，已溃则补接阳气"。对施灸的量与度，明确指出以临床疗效作为判断标准，即"疗毒甚者，痛则灸至不痛，不痛则灸至痛，亦无不愈"。此观点为后世医家广为推崇。

疮疡热证，石山先生也使用灸法。如《外科理例》有隔蒜灸以泻心火的医案记载："一人年逾四十发背，心脉洪数，势危剧……骑竹马灸，灸其穴，是心脉所游之地，急用隔蒜灸，以泻心火，拔其毒，再用托里消毒而愈。"（《外科理例·卷五·背疽一百一十六》）他引虞抟观点"热者灸之，引郁热之气外发，火就燥之义也"（《针灸问对·卷之下·八十三问》）。对于热证能否用灸，历代医家争论不休。其实早在《灵枢·背俞》中就有"以火补者……以火泻者"的记载。《素问·骨空论》也有"灸寒热之法，当灸二十九处"之说。近代周楣声先生力倡热证用灸"虚热用灸，亢气周流；实热用灸，郁结能瘆；表热可灸，发汗宜谋；里热可灸，导引称优。热能就燥，寒以温酬，火郁宜发，早有嘉猷"（《灸绳·热证可灸赋》）。这是对热证用灸的发展。

（五）针砭无补，无病不灸

汪氏宗丹溪之学，认为针法浑是泻而无补，主张疾病初起，元气未伤而邪气轻浅时，可用针刺除之；若病邪较甚，元气已伤者，则决非针所能治。对于针刺补泻手法，他虽然在《针灸问对》一书中收集和介绍了不少，但对其中多数持否定态度："证之于经，则有悖于经，质之于理，则有违于理。"至于经典著作中所言之补法，认为乃张子和所谓祛邪所以扶正，去旧所以生新之意。受这一思想的支配，汪氏针法多用在痈、疽、疮、疡之脓成作痛的病案中，用针攻破去脓，开泄去滞，以祛邪扶正，而对于病邪大甚，元气已伤之虚证，决不用针。在新安医家中持针刺无补思想的还有吴崑："然针不难泻实，而难补虚"。只是吴氏的语气较为和缓。显然，他们的这一思想是受到丹溪之学的影响。

汪氏对于灸法的防病保健作用也缺乏正确认识，他提出："无病而灸，何益于事？"联系上下文可知，汪氏真正反对的是瘢痕灸，他观察到受灸处肌肉坚硬，"血气到此则涩滞不能行矣""一医为针临泣，将欲接气过其病所，才至灸瘢，止而不行"观点虽偏，但他观察到的现象，与现代经络研究发现的循经现象的可阻滞性一致，值得注意。

汪机认为针法浑泻无补、灸法无病忌用，仅为一家之言，失之偏颇。

第三节　徐春甫的针灸学术思想

👉 **导学**

徐春甫（1513—1596年以后）是明代著名医学家，家世业儒，通内、妇、儿等科，曾在太医院任职。隆庆初（1568年）参与组织成立我国医学史上的第一个医学学术团体"一体堂宅仁医会"，强调从医者应该具备严谨的治学态度和良好的医德医风，这对后世有一定的借鉴作用（图2-3）。

徐春甫一生精勤笃学，主张良医应当兼通针药，临证应不为旧说所囿。其代表性著作《古今医统大全》是我国古代十大医学全书之一，内容涉及广泛，包括内经要旨、各家医编、脉法、运气、经络、针灸、本草、养生、临床各科证治、经验秘方及医案等，其中的卷六《经穴发明》和卷七《针灸直指》专论针灸与经穴，对中风、伤

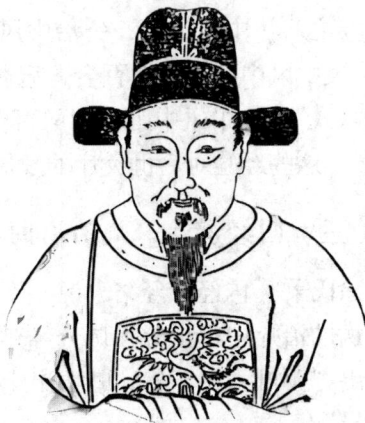

图 2-3　徐春甫

注：徐春甫，明代新安固本培元派医家，编撰《古今医统大全》100卷，组织成立全国第一个中医学术组织——体堂宅仁医会。

寒、杂病等78种证候和症状的针灸疗法进行了介绍，这些内容至今对针灸的临床应用和理论研究仍有较高的参考价值。

徐春甫《古今医统大全》100卷中《经穴发明》和《针灸直指》专门讨论针灸，其针灸学术思想主要体现在如下三个方面。

（一）钩玄《灵》《素》，宏纲大旨

徐氏推崇《内经》，认为"黄帝氏继天创始，与其臣岐伯著《内经》《灵》《素》，为万世医学之鼻祖"，并旁搜曲证，集历代之精英，发宏纲之大旨，如在解释《内经》中有关针刺补泻的问题时指出："补则久留，今泻而曰静以久留而先补者，若真气不足，针乃泻之，则经脉不满，邪气无所排遣，故先补真气令足，后乃泻出其邪矣。"其论既合常理，又易理解。

临证上，徐氏"虽绵疴沉瘤，能终任之"，也得之于其"恒读《素问》诸书"。如咳嗽为临床常见疾病，徐氏博考远稽，审因辨证，最后穴取膻中、中脘、气海和足三里以降火顺气，辨证论治，顺理成章，对临床极具指导意义。

（二）针药兼用，灸炳为先

徐春甫在治病方面，主张医生应兼通针灸和药物，力求全面掌握医疗技术，并具体述说了针与灸诸种手法及其临证应用。如《古今医统大全·卷之八》中风门的治疗中，不仅罗列了"通治风证诸剂""发表诸剂""攻里诸剂"等，还涵盖了灸法和养生导引法。他的这种针药兼用的这些学术观点对后世医家产生了一定的影响。

徐氏不仅倡针药结合，而且尤为推崇灸法。在《古今医统大全》所列病证中，用灸者比比皆是，仅以足太阳膀胱经穴为例，63个经穴中，涉及到灸法的达60穴。在《古今医统大全·针灸直指》中更详列了"艾灸方宜""艾叶""艾灸补泻""艾炷大小"等诸多灸疗学内容。徐氏不仅提倡用灸，更极善于用灸，他对灸法的处方配穴，体位选择，壮数多少，艾炷大小，施灸顺序以及对于灸后护理，都作了比较详细的介绍。如《古今医统大全·卷之八》中风门中，灸治中风中脉，取听会、颊车、地仓三穴，"左患灸右，右患灸左"；灸中风中腑，穴取百会、肩髃、曲池、风市、足三里、绝骨，"不论是风与气，可速灸此六穴"；灸中风中脏，则取百会、大椎、肩井、间使、足三里、曲池，"以次第灸之，立愈"。这些经验对后世灸疗的发展都起到了积极的作用。

（三）归经辨治，施治有时

徐氏秉《内经》经络学说，十分重视经络在临床诊断及治疗中的作用。因此，他在很多疾病的治疗中都十分强调分经辨治，如在《古今医统大全·卷之四十二·血证门》中，他指出"呕吐血出于胃；衄血出于肺；咯唾血者出于肾；痰涎血出于脾。归经不同，所治亦各异"。

徐春甫强调指出，应用针灸，必须抓住治疗时机。他认为，"与其救疗于有疾之后，不若摄养于无疾之先""善针者不待病形已具，方知过与不及，若征现征兆便知其过，其

明如此，用针岂有至危殆哉"因此，在许多疾病的治疗中，他都强调"惟治于始微之际，则不至于已著而后治之，亦自无已病而后治也"这种因时施治的学术思想，对后世仍有很大的影响。

第四节　吴崑的针灸学术思想

👉 导学

吴崑（1552—1620年），字山甫，号鹤皋山人，安徽歙州人，明代著名医家。因其洞参岐黄奥旨，又称"参黄子"。吴崑出身世医之家，师从余午亭，精审脉法，通晓针灸方药，"所至声名籍籍，活人无论数计"。其著作有《医方考》《脉语》《素问吴注》《针方六集》等（图2-4）。

所著《针方六集》全书六卷，以作者对针灸学的全面认识，分为六个专题：神照集、开蒙集、尊经集、旁通集、纷署集、兼罗集。每集前均设有小叙，议论该集名由、要点。在神照集、尊经集中引录《素问》《灵枢》《甲乙》《铜人》等经典有关经脉，腧穴定位，针刺基本原理等方面的原文，仅有简短按语。纷署集中按《甲乙》排列人身腧穴部位，共收641穴。

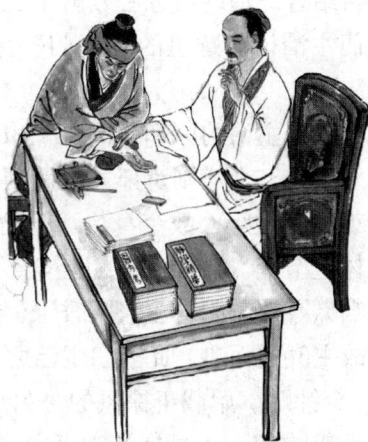

图2-4　吴崑

注：吴崑，明代新安医经派代表人物，著《素问吴注》《医方考》《针方六集》等，开"方论"先河，提出"针药一理"等新说。

吴崑的针灸学术思想主要体现在《针方六集》等著作中，可以概括为如下三个方面。

（一）针药一理，针药兼施，各有长短

吴崑在深入研究《内经》的基础上，对针灸与中药两种疗法进行了比较。在《针方六集·旁通集》中系统地阐发了"针药二途、理无二致"的观点。他指出：药物有气有味，有厚有薄，有升有降；而针刺有浮有沉，有疾有徐，有动有静，有进有退，此异途而同理。药有入肝、心、脾、肺、肾之别，有为木、为火、为土、为金、为水之异；而针有刺皮、脉、肉、筋、骨之殊，有取井、取荥、取输、取经、取合之异，此异途而同理。用不同针刺手法可以达到药物阴阳升降的作用，取井荥输经合、刺皮脉肉筋骨与药物酸苦甘辛咸分别治疗五脏疾病的机制是一致的。

吴崑同时还提出，虽然针药治病同理，但是二者各有长短。他认为"败血积于肠胃，留于血室，血病于内者，必攻而去之，药之所长，针不得而先之也。败血畜于经隧，结于诸络，血病于外者，必刺而去之，针之所长，药不得而先之也"。在"针药一理"理论指导下，吴崑在《针方六集·卷二·八法针方》《针方六集·卷四·揆八法》中，总结出针药兼施的范例，他认为针灸与方药治病机制相同，临证时可根据疾病的具体情况结合针药之长短，针药配合，针药兼施，辨证论治。如提出冲脉、足太阴脾经、阴维脉、足阳明胃

经和手厥阴心包经的病证，宜刺公孙、内关二穴使经气通行，三焦快然，疾去内和，并可配用泻心凉膈、大小陷胸、调胃承气诸方合治等。《针方六集·旁通集》中尽述吴氏针药一理、针药审气、针药并重、针药保元、以气为主的针灸论治思想，对临床合理施针用药，具有一定的指导作用。针药兼施提高了临床疗效，此法受到今人的推崇和沿用。

（二）博采众长，兼容并蓄，敢于质疑

在《针方六集》中，吴崑根据《内经》《难经》中的五输理论，将脏腑辨证与经络辨证有机结合，演绎成五脏六腑十二经脉的五输主病，即按五脏六腑十二经脉分别取五输穴的五门主治说。这里的"五门"指十二经的井荥输经合穴，因其流注气血，开合如门户而名。

对五门主治的原理，他说"以上五门主治，古针方也。盖以阳井金，阴井木，所以主治心下满者，金病则贲郁，木病则不得条达，故令心下满也。阳荥水，阴荥火，水病则阴亏，火病则益炽，故令身热。阳俞木，阴俞土，木主筋，筋根于节，上主肉，肉附于体，故令体重节痛。阳经火，阴经金，火乘于金则病喘咳，金火相战，金胜则寒，火胜则热，故主喘嗽寒热。阳合土，阴合水，水败则火失其制，而作气逆；土败则水失其防，而作洞泄，故主气逆而泄。此五门主治之义也"。

《金针赋》始载于徐凤的《针灸大全》，其中提出了烧山火、透天凉等复合针刺手法，对后世影响较大。吴崑认为《金针赋》虽不失为针刺手法的重要文献，但亦存在谬失之处。吴氏著"修《金针赋》"附于《针方六集·旁通集》，对《金针赋》中补泻之法，男女、左右、胸背、早晚不同之说质疑。他认为"男女无二道，左右无二理，胸背无二因，早暮无二法"。对《金针赋》，吴崑并非全盘否定，而是对其中缺乏理论依据，与临床实际不符之处予以修正，对大多数合理的部分，予以肯定，并为之作注或批。

（三）取穴精当，配伍合理，注重疗效

吴崑对病证认识透彻，强调针药合用。临床针灸治疗时，讲究取穴体位，取穴少而精，且选用透刺法，一针两穴。在《针方六集》中汇集了12对透穴，其中风池透风府、颊车透地仓、头维透悬颅、攒竹透鱼腰、膝关透膝眼、昆仑透太溪、阴陵泉透阳陵泉、支沟透间使、外关透内关、液门透阳池、列缺透太渊、光明透蠡沟，现在仍为针灸临床所常用。

吴崑的针灸学术思想，不仅对明清及现代针灸医家影响深远，且在世界范围具有一定影响。吴崑作为一代医学宗师，不愧为新安医家中之佼佼者。

第五节　汪昂的针灸学术思想

👉 导学

汪昂（1615—1694年），字讱庵，明末清初安徽休宁人，后寄籍浙江丽水。汪昂自幼苦读经书，"经史百家，靡不殚究"，有《讱庵诗文集》若干卷刊行于世。以其文才，仕途进取，《休宁县志》称"易如拾芥"，但每每参加科举考试均名落孙山。在清顺治初年，

汪昂毅然抛弃仕途，改而学艺，认为"诸艺之中，医为尤重"，于是乎弃儒攻医，潜心岐黄，独专医学，博览群书，刻苦钻研，终成为一代名医（图2-5）。

汪昂以其毕生的精力从事医学理论研究和著书立说，临床之余，勤于笔耕，著有大量医学科学普及书籍，盛行于世。汪昂著书立足于基础，着眼于普及，并讲究实用，文字流畅，通俗易懂，惠泽后学。所著之作与前人相比，"皆另为体载，别开经路，以前贤为竟之旨，启后人便易之门"。《中国医学史》称汪昂"其书浅显易明，近人多宗之"，乃为我国清代著名医学科普及启蒙派的代表人物。汪昂一生著作丰硕，代表性专著有《素问灵枢类纂约注》《医方集解》《本草备要》《汤头歌诀》《经络歌诀》《勿药元诠》《经络穴道歌》等。

汪昂自幼苦读经书，潜心岐黄，独专医学，终成为一代名医。其代表性针灸专著有《经络歌诀》《经络穴道歌》等。汪昂的针灸学术思想主要体现在如下两个方面。

图 2-5 汪昂

注：汪昂，清代新安医药编纂大家，医学启蒙派代表人物，著有《素问灵枢类纂约注》《本草备要》《医方集解》《汤头歌诀》等11种书，创新本草方书编写体例，流传甚广。

（一）灵枢经脉，证治纲领

汪昂非常强调经络学说的重要性，推崇《灵枢·经脉》对经络学说的指导意义。在《素问灵枢类纂约注·灵枢·经脉》中重申"经脉者，所以能决死生，处百病，调虚实，不可不通"，认为熟悉十二经络对审病用药非常重要，明代著名医家李梴也曾说："医者不明经络，犹人夜行无烛"（《医学入门》）。故汪昂在编写经络歌诀时，特别指出经络学说的重要性。如其《汤头歌诀》后附有经络歌诀1卷，自序中强调了《灵枢·经脉》篇的重要指导作用，曰"不熟十二经络，开口动手便错""《灵枢·经脉》一篇，为证治之纲领"。汪昂所言，虽寥寥数语，其学术思想可见一斑。

（二）歌诀诵记，执简驭繁

作为针灸专科医师，必须熟记和掌握经络的循行流注、经穴的分布部位、刺灸的各种技法、临证选穴配方等各方面的基本理论、基本知识和基本技能。为了方便后学，历代针灸医家先后编写了不少有关此方面内容的口诀歌赋。汪昂强调熟识熟记经络的重要性，但对《灵枢·经脉》关于经络循行、病候的描述感慨道"奈其文句参差繁复，讽诵不易，记忆尤难，读者苦之"，又鉴于李东垣《医宗起懦》一书中有十二首《经络歌》之词句，音韵未尽谐畅，故予以增润，重新编写了《经络歌诀》，达到了"使考者无烦钩索，读者不复聱牙"的效果。

在十二经脉歌诀后，汪昂又增加《奇经歌诀》四首，分别为"任脉歌""冲脉

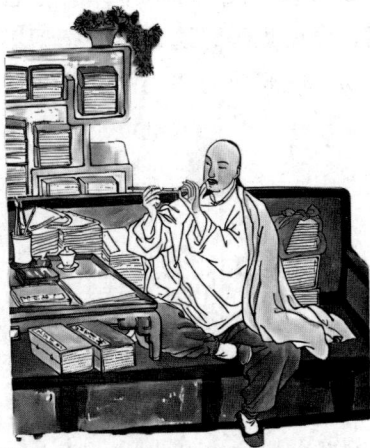

歌""督脉歌"和"跷脉歌",并且还对这四首奇经歌诀加以注释,做到"其经脉所行,病证所发,下为详注"。

汪昂编撰经络歌诀,"锻为七言,以便诵习,良为尽善",使后学最终达到了"昔日蚕丛,今成坦道,适口爽心,讵不快欤"的学习效果,将医家必读之经典,化繁为简,化难为易,使其成为实用性、普及性医学读物,为传播针灸经络知识作出了贡献。

第六节 吴谦的针灸学术思想

导学

吴谦(约1690—1760年?),字六吉,清代康熙至乾隆年间新安西丰南人,系澄塘吴氏后人(图2-6)。吴谦博学多才,熟读古今医书,涉猎中医各科,临床经验丰富,谦虚好学,乾隆年初官至太医院判。其以高超的医术和渊深的理论知识被誉为清初三大名医和清代四大名医之一。乾隆四年(1739年),清高宗诏令内廷御医,敕令以太医院右院判吴谦领衔编纂医书,于乾隆七年(1742年)年底全书大功告成,乾隆帝赐名《医宗金鉴》。该书90卷15门,采集了上自春秋战国,下至明清时期历代医书精华内容,包括医学理论、诊断、各科证治、方剂、针灸与运气等,是一部很切合临床实用的大型医书。该书订注释义,简明扼要;取材适当,条理清晰;有法有方,切合实用;文字通俗,有图有说;并附有歌诀便于记诵,深受学医者的推崇,是一部十分实用的大型医学丛书,被列入中国十大医学全书之一。

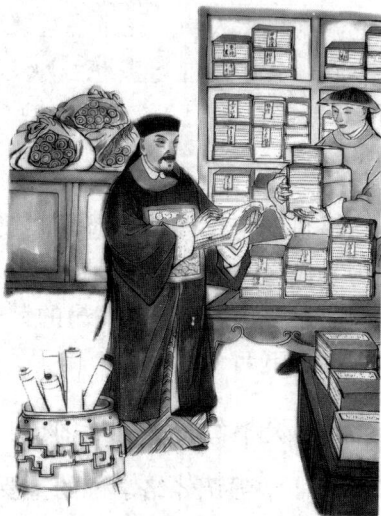

图 2-6 吴谦

注:吴谦,清代新安医家,清初三大名医之一,太医院判,官修医学教科书《医宗金鉴》总修官。

吴谦为《医宗金鉴》的成书作出了重要贡献。其中,《刺灸心法要诀》(以下简称《要诀》)共计8卷。首论九针、刺法、要穴、经脉流注等;次述全身骨度名目、针灸禁穴等。全书内容系统,文字精练,正文以七言歌诀体叙述,同时为了弥补歌诀叙述的不足,另附有必要的注释,对正文予以补充阐发,使内容全面而丰富。《要诀》全面搜集了历代前贤针灸之精要,编歌诀144首,附图134幅,使习者一目了然。针灸腧穴主要选取疗效较好、适应证广、安全方便、易于取用的常用穴位,并重视内、妇、外等科常见病、疑难病的针灸治疗。吴谦的针灸学术思想主要体现在以下六个方面。

(一)穴位主治,多有发挥

《要诀》既突出重点,又简明扼要,且对某些穴位主治也有发挥和补充。如外关穴主治,《针灸大成·卷七·手少阳经穴主治》载"主耳聋,浑浑无闻,五指尽痛,不能提物。

实则肘挛，泻之；虚则不收，补之。又治手臂不得屈伸"，《刺灸心法要诀·卷八十五·手部主病针灸要穴歌》则提出"外关主治脏腑热，肘臂胁肋五指疼，瘰疬结核连胸颈，吐衄不止血妄行"，扩大了外关穴的主治作用。

（二）分经分部，条理清晰

《要诀》首论九针，图文并茂，分述了九针的形状、作用。继论刺法，采用三衢杨继洲"行针次第手法歌"，并加以说明。如《刺灸心法要诀·卷七十九·行针次第手法歌》曰"行针手法口诀多，撮要编为十二歌，取穴持温进指摄，退搓捻留摇拔合。注：十二字分次第手法歌诀，始自三衢杨继洲。后之诸家，口诀虽多，皆不免于繁杂。今撮其要，仍编为十二歌诀，庶简明切当，便于后学"。再论要穴，突出了特定穴、重点穴、常用效穴的特殊地位，如"十二经井荥输经合原刺浅深歌""五脏井荥输经合歌""六腑井荥输原经合歌""十二经表里原络总歌"；更加详述了原络配穴、八脉交会穴的功效作用，如"肺经表里原络穴主治歌""大肠经表里原络穴主治歌""冲脉公孙穴主治歌"等；再论经脉气血流注、全身骨度明目、针灸禁穴等，依十二经气血流注次序，分经阐述，明列腧穴，层次分明，条理清晰，易教易学。

（三）按部列穴，功效分明

《要诀》除分经阐述经穴分布以外，亦秉承了《针灸甲乙经》以部列穴的传统，分列出头部、胸腹部、背部、手部、足部常用重点穴位144穴，其中头部21穴、胸腹部17穴、背部22穴、手部43穴、足部41穴，详细阐述了诸穴的功效，不仅包括其主治病证，还强调了兼治病证，有着独到的解释。如《刺灸心法要诀·卷八十五·头部主病针灸要穴歌》"百会主治卒中风，兼治癫痫儿病惊，大肠下气脱肛病，提补诸阳气上升"指出此穴主治大人中风，有升提全身阳气的作用，还可兼治痰火癫痫、小儿急慢惊风。另外，对于部分有特定疗效的配穴也进行了阐述。如《刺灸心法要诀·卷八十五·手部主病针灸要穴歌》"肝俞主灸积聚痛，兼灸气短语声轻，更同命门一并灸，能使瞽目复重明"既强调了肝俞穴的主治作用，也强调了肝俞配命门可治疗眼睛视物不清。

（四）特定腧穴，全面具体

吴谦还特别重视特定穴的应用，在《刺灸心法要诀·卷七十九》中，有十二经井荥输经合原刺浅深歌，十二经表里原络穴和八脉交会穴主治歌等，并将原络配穴的主治功用编成歌诀，强调了原络配穴法的临床应用，实用且便于掌握。如《刺灸心法要诀·卷七十九·心经表里原络穴主治歌》："心经原络应刺病，消渴背腹引腰疼，眩仆咳吐下泄气，热烦好笑善忘惊。注：心经里之原穴神门，小肠表之络穴支正。二穴应刺之证：饮水即消，背腹引腰作痛，眩晕仆倒，上咳吐，下泄气，热而心烦，好笑善忘，多惊，皆心与小肠经病也。"

（五）或刺或灸，因部而异

《要诀》各部要穴主治中分析其应用刺灸法，根据腧穴所在部位不同而存在刺灸方法的差异。背部穴位多用灸法，如《刺灸心法要诀·卷八十五·背部主病针灸要穴歌》

"胃俞主治黄疸病,食毕头目即晕眩,疟疾善饥不能食,艾火多加自可瘥""至阳专灸黄疸病,兼灸痞满喘促声"等。背部有一半以上穴位强调用灸法,而手足部穴位则多用针刺,如《刺灸心法要诀·卷八十五·手部主病针灸要穴歌》"太渊主刺牙齿病,腕肘无力或痛疼,兼刺咳嗽风痰疾,偏正头疼效若神";足部用针也很多,如《刺灸心法要诀·卷八十五·足部主病针灸要穴歌》"悬钟主治胃热病,腹胀胁痛脚气疼,兼治脚胫湿痹痒,足趾疼痛针可停",等有多处主张用刺法。

(六)重视奇穴,灸治急症

经外奇穴是腧穴中重要组成部分,《要诀》虽只收录了14个奇穴,但多属于治疗急症的奇效之穴。如《刺灸心法要诀·卷八十六·灸疝气穴歌》"疝气偏坠灸为先,量口两角折三尖,一尖向上对脐中,两尖下重是穴边"。

《要诀》使用奇穴,用穴少而精,常以一二穴取效,如灸治难产"横逆难产灸奇穴,妇人右脚小趾尖,炷如小麦灸三壮,下火立产效通仙"(《刺灸心法要诀·卷八十六·灸难产穴歌》),而且图文并茂,形象直观,便于掌握。另外,在刺灸方法上也有所突破,如急症灸法中救治疯犬咬伤很有特色,主张在咬伤处"急用大嘴砂酒壶一个,内盛干烧酒,烫极热,去酒以酒壶嘴向咬处,如拔火罐样,吸尽恶血为度,击破自落,上用艾炷灸之,永不再发"(《刺灸心法要诀·卷八十六·灸疯犬咬伤歌》);至于施灸数量,《要诀》认为原则上应施灸数量足,且火足气至适度而止。灸量不足,火候不到,就达不到治疗目的。正如《刺灸心法要诀·卷八十六·灸法大小多少歌》所说:"凡灸诸病,必火足气到,始能求愈。"

总之,《要诀》作为清代最大的官修医书,论述针灸学内容的主要篇章,具有明显的新安医学痕迹和特点,是一部兼顾教学与临床应用两方面特色的优秀丛书,极大地促进了清代中期针灸事业的继承和发展。

第七节 吴亦鼎的针灸学术思想

👉导学

吴亦鼎,字砚丞,歙州人。其生平事迹,已不可考(图2-7)。平时留心医药,遂精于医理,又鉴于历代医家均重药疗、针疗而忽略灸治,乃收集王焘《外台秘要》及西方子之灸法,编撰《神灸经纶》。吴氏尚有《麻疹备要方论》,知其针药并擅,济世活人,为当世所重。《神灸经纶》为灸法专著,集先贤灸法之精义,汇一生灸法之经验,内容丰富翔实,对灸法理论多有阐发,并把灸法广泛应用于临床各类疾病治疗中,同时阐述了针与灸的内在联系,"由灸而知针,由针而知道",重用灸法补针及汤液之所不及。

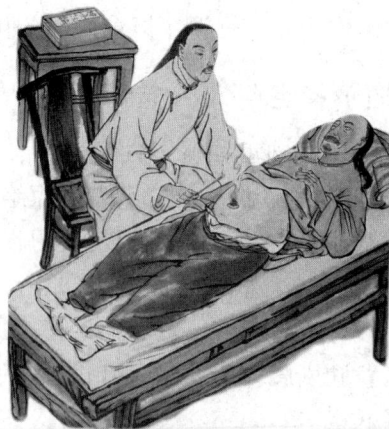

图2-7 吴亦鼎

注:吴亦鼎,清代新安医家,鉴于世医多以汤液为本,于灸法不甚重视,乃参考王焘、西方子等针灸著作,取其所长,补其不足,编《神灸经纶》四卷。还撰有《麻疹备要方论》一卷。

吴亦鼎著《神灸经纶》，集王焘《外台秘要》及西方子之灸法，为灸法专著。其针灸学术思想主要体现在以下四个方面。

（一）补偏救弊，力倡灸法

灸法是中医学中最古老的疗法之一，《灵枢·官能》曰"针所不为，灸之所宜"，为灸法的发展奠定了理论基础，三国魏晋时期出现了大量灸疗专著。而吴氏所处年代，众多医家认为针灸不如汤药，且当时拘于封建礼教，以"针刺火灸，究非奉君所宜"的荒谬理由，下令太医院废止针灸科，使当时的针灸事业更趋衰落，几至一蹶不振，从而造成了重汤药而轻针灸的局面。面对这种情况，吴氏决计补偏救弊，丰富治疗手段，乃悉考王焘所撰《外台秘要》及西方子《西方子明堂灸经》等灸法专著，撰著《神灸经纶》一书，大力倡导灸疗。

（二）灸法之要，明证审穴

吴亦鼎强调，灸疗亦应在辨证明确的基础上施行。认为"灸法要明证审穴，证不明，则无以知其病在阳在阴，穴不审，则多有误于伤气伤血"施灸时不应刻板执一，脉证不明，岂能施治，如"阴胜则阳病，阳胜则阴病，取证未确，必至病在阴反而灸其阳，病在阳反而灸其阴"。吴氏举内、外、妇、儿、肛肠等科灸疗之经验，证同病不同者与病同证不同者，施灸治法则不同，同时告诫习医者须明脏腑经络，不离中医经旨。强调灸法要辨其证候，方能施治，审得其穴，立可起死回生，而不致出现"宜灸多者反与之少，则火力不及，而病不能除；宜灸少者反与之多，则火力太过，而病会反增剧"的情况，对灸法的临床运用提供了有益的启示。

（三）灸针并重，相辅相成

吴氏重视灸法之效，但并非轻针药之功，主张灸针并用，灸针并重，与唐代王焘不同。王焘重灸废针，认为"针能杀生人，不能起死人"，而失之偏颇。吴氏则指出"病有万变，治亦有万变"，目的是中病而已。他强调针灸汤药各有所长，临床应随证选用，或相互配合。如"卒厥宜用针法""洞泻寒中脱肛者，灸水分百壮，内服温补药自愈"，小儿惊风"治法多端，无如灸法神妙"。之所以著灸法专著是由于针法操作较为深奥，难以普及，且针刺手法"未可言传""非神而明之者，莫能窥其奥旨"。相对而言，灸法"尚可度识"，易于学习、传授。因此为弘扬针灸，应先倡导灸法。

（四）阐发灸理，指导临床

吴亦鼎在《灵枢·官能》"针所不为，灸之所宜"思想指导下，对于灸治疮疡热证的机制阐释，他从中医"从治"理论来解释"灸乃从治之意，凡疮疡初起，七日以前，即用灸法，大能破结化坚，引毒外出，移深就浅，功效胜于药力"。他还从灸的温热特性和艾的辛香特性进一步解释灸疗机制"灸取于火，以火性热而至速，体柔而用刚，能消阴翳，走而不守，善入脏腑，取艾之辛香，作炷，能通十二经，入三阴，理气血，以治百病，效如反掌"。

由于灸材主要取用艾，因此他主张用三年以后的陈艾，"以艾性纯阳，新者气味辛烈，用以灸病，恐伤血脉"。必须"待三年之后，燥气解，性温和，方可取用"。使用时，须"净去尘垢，捣成熟艾""复以手细揉，坚团作炷"方能用于病者。

吴氏在《神灸经纶》中记载灸治病证多达400余种，涵盖了内、外、妇、儿、肛肠等临床各科。如内科中的伤寒、呕吐等，外科中的腰挫闪痛及各种疔疮痈疽等，妇科中的阴挺、不孕等，儿科中的泄泻、雀眼等，肛肠科中的脱肛、痔漏等，在历代灸法著作中实不多见。尤为可贵的是吴氏还涉及"乳岩"等疑难杂症的灸法治疗，其经验弥足珍贵。吴氏还认为危症、急症，危在须臾，用药有所不及，灸得其要，立可起死回生，为临床治疗急症提供了思路。

吴氏的灸治理论与临床经验在新安医家，乃至清代医家中可谓绝无仅有，独树一帜。

第八节 郑梅涧的针灸学术思想

☞ 导学

郑梅涧（图2-8），名宏纲，字纪原。安徽歙州人，是清代喉科名医。代表作《重楼玉钥》（二卷），是以《黄庭经》谓"咽喉为十二重楼"之语而命名，意为治疗咽喉疾病的钥匙。其书上卷首列"咽喉说""喉科总论"，以明确咽喉部位及生理上的重要性，次论咽喉病的诊断和预后，作为临床治疗的准则，再论三十六种喉风的症状和治疗，根据病情轻重，采用内服、外治、针灸等综合疗法。下卷专论喉证的针灸疗法，共载文39篇，论述了喉风针诀，十二经穴治疗咽喉疾病的适应证及手法、补泻要诀，针行分寸，针灸禁忌等，间附歌诀，以便成诵。所以《重楼玉钥》既是一部喉科专著，更是一部喉科针灸专著，在喉科学术史上占有重要的地位。

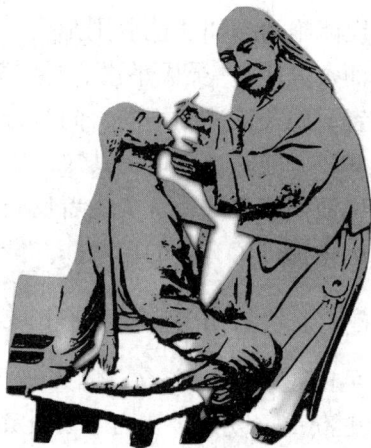

图2-8 郑梅涧

注：郑梅涧，清代新安郑氏喉科代表性医家，著《重楼玉钥》，擅针药并用治疗喉科疾病，立"养阴清肺"法治愈白喉病。

（一）针刺开导去喉风

郑氏认为治喉风的关键是驱风外出，"所谓开风路针者，盖喉风都是风邪，按穴针刺，开其风壅之路，使之外出也"。因为"凡诸病之作，皆由血气壅滞不得宣通，宜用针刺者，以针法开导之。当用灸者，以灸法温暖之"。喉风都由风邪袭人引起，其书所述"三十六种喉风"，均以风字命名。其"喉风针诀"一节云："喉风诸症，皆由肺胃脏腑深受风邪，郁热风火相搏致气血闭涩，凝滞不能流行，而风痰得以上攻，结成种种热毒。故宜以针法开导经络，使气血通利，风痰自解，热邪外出。"说明针刺是通过疏通经络来开风邪外出之路的。虽然咽喉疾患的病因病机非只一端，但风邪却是首恶，首恶必除，应当把驱风作为当务之急，这是郑氏的主导思想。

关于施治的穴位，书中未有专篇论述，但从"喉风针诀"及"喉风诸症针刺要穴"中不难看出，主要有风府、风池、囟会、百会、前顶、后顶、少商、少冲、合谷、商阳等。其中以督脉穴最多，乃因风为邪，督脉督于阳之故；其次为手太阴、阳明二经穴，则是因为肺卫是深受风邪侵袭的脏腑，针之有利于风邪外散的缘故。"先刺少商、少冲、合谷，以男左女右，各依针法刺之"的方法广泛应用于喉科临床。选用少商、少冲、合谷、后溪、风池等穴，其用意是少冲为手少阴心经穴，与手太阴肺经穴少商相配，能清泄心肺之邪热，使其能循经外泄；取手阳明大肠经穴合谷与少商同用为表里相配，促使肺胃之热从大肠而泄；胆经穴风池能祛风散热，解毒消肿，取手太阳小肠经穴后溪与少冲同用以清心泻火，使邪热由小肠排泄，配伍严密，自有"一针定乾坤"之妙。

（二）破皮针法消红肿

郑氏治喉证的经验，还有一种特色疗法，即破皮针法。因大多喉风症状多表现红肿痛等外科表现。如合架风"此症生在上下牙床两根头勾合之处，起一红核肿痛"；角架风"是症生上下牙床尽处，根上浮肿"；牙痛风即"牙框生疖"等，郑氏都用到了破皮针法。所谓"破皮针"，乃是用针刀刺破皮肤以治疗喉证的一种针法。如"斗底风"取胸前青筋边，"双燕口风"取靠肿处。"木舌风""重舌风"取舌下弦两边无筋处，"合架风"取红肿处，"爆骨搜牙风"取齿肿处或牙缝中有红紫血管处，"悬癀风"取红肿处，"驴嘴风"取两旁肿处，"瘰疬风"针核上，"穿颌风"取肿头等。

破皮针法所用工具，在"斗底风"描述中有注云："即铍针也。""穿颌风"亦谓用铍针刺局部出血。"双燕口风""重腭风""木舌风""重舌风""合架风"等均称用刀破皮，乃因铍针形如刀剑之故。但有些地方仍称用针，如"爆骨搜牙风""牙痛风""悬癀风""驴嘴风""鱼腮风""双搭颊风""瘰疬风""乘枕风"等都称用针破皮。显然，并非都是用铍针。总结方法可见主要有三种：一是刀切法，如"重腭风""合架风"等；二是针刺法，如"悬癀风""驴嘴风"等；三是针挑法，如"爆骨搜牙风"等。

破皮针法操作要点有两点，第一刺宜浅，如"双燕口风""双搭颊风"均提到不可深刺；第二强调放血，如"爆骨搜牙风""悬癀风""重腭风""鱼腮风""双搭颊风""瘰疬风""穿颌风"等均主张出血。郑氏认为，出血不仅能增强疗效，且能判断预后，说明郑氏运用放血疗法有丰富的经验，这也是他强调放血的缘由。

郑氏更强调了破皮针法的禁忌证。"鱼口风"初起，红赤作痒，起小黄泡者，不可妄针挑破；"双缠风"日久者不用；"坐舌莲花风"中有一瓣尖者不用；"夺食风"在喉内者不用针刀挑破等。

总之，郑氏还积极倡导手术治疗，以求速效，缓急病情，而补针药之不足。如治疗重腭风，在扁桃体周围的红肿处，用破皮刀轻切放血，引流排脓，以防热毒日深恶化。在二百多年前，郑氏就有如此的见地和经验，足见他在喉科学上功底非凡，造诣颇深。

（三）循经组穴相得益

有些症状不宜用"破皮针"者，可用循经组穴治疗，郑氏称"气针"。如"坐舌莲花风"有一类型"不可用刀……症甚者，外用气针，自然取效"；又"夺食风"，则"其泡若起喉内，不能用针刀挑破，只须气针，针百会、前顶、后顶三穴，内泡自平"。可见，"气针"与"破皮针"，各有所长，是与"破皮针"相辅相成的又一种针法。

书中并未对气针的具体方法有专篇介绍，但可以认为的是，"气针"的主要作用是通过"调气"和选用十四经气穴来实现的，与"破皮针"之放血和用阿是穴者有所不同。该卷《喉风针诀》云"针曰：气针诚为诸药之先锋，乃喉风之妙诀"，接着指出先用何穴，备用何穴，重症用何穴，极重症用何穴。本卷附有人体正面、侧面、背面三幅气针要穴图以及气针十二条经脉、七十三个穴位的有关理论，进一步证明，"气针"即针刺十四经穴的一种针法。

关于"气针"的工具与针刺深度，该卷《行针手法次第十二歌》之"持针歌"谓"以右手持气针于穴上，势若握虎……插至应止之处"。从"插"字看，可知"气针"与"破皮针"之浅刺者不同，其使用工具，显然是毫针而非铍针。"气针"与"破皮针"两法，能相辅相成，相互补充，选用得当，能最大限度发挥毫针与铍针、深刺与浅刺、调气与放血、十四经穴与阿是穴的治疗作用，对提高疗效有重要意义。

第九节　王君萃的针灸学术思想

👉 导学

王君萃，新安人，生卒年限不详，著《小儿烧针法》，以手抄本流传，其中将小儿惊风分为二十四种惊风，并附小儿全形二十四图，每图均标有烧针部位。以"幼科第一捷法"灯草灸为主要治疗方法，杂以推拿、方药。其图形、分类、辨证、疗效均补针灸所缺，深而究之，诚为良法。

王君萃的《小儿烧针法》以"幼科第一捷法"灯草灸为主要治疗方法，杂以推拿、方药。其图形、分类、辨证、疗效均补针灸所缺，其学术思想主要体现在以下方面。

（一）拔婴保赤，尤重惊风

《小儿烧针法》之所谓"烧针法"并非指"温针灸"或"火针"，而是指灯草灸，又称焠法、灯火燋法、油捻灸、爆火疗法、十三元宵火，也称"神灯照"等，江浙民间还称为打灯火，而湖北恩施地区称为烧灯火。方法是用灯心草一根，以麻油浸之，燃着后用快速动作对准穴位，猛一接触听到"叭"的一声迅速离开，或灯火即灭，蘸油适量，动作迅速，如无爆之声可重复一次。具有疏风解表、行气化痰、清神止搐、健脾止泻、消肿散结等作用，多用于治疗小儿疟腮、脐风和胃痛、腹痛、痧胀等病证。本法较早的记载见于元代危亦林之《世医得效方·痧症》，在明代李时珍的《本草纲目·卷六》云，"灯火，主治小儿惊风、昏迷、搐搦，窜视诸病，又治头风胀痛"。对所治病证作了颇为详细的介绍。清代陈复正对灯火灸法评价甚高，认为是"幼科第一捷法"（《幼幼集成》）。本法长期以来不仅流传于汉族，也广泛地流行于壮族、苗族、土家族、畲族等少数民族之间。如晚清土家族名医程其芝（1841—1914年）在其《云水游集》中卷七《小儿科》中写道，"小儿一切凶吉各症……按六经用药，自无大误。唯有暴症陡起，惊风频来……寻方不急，有药难进，非灯火一法，其奈之何哉！灯火有拔山之力，拿稳部位，百发百中"。程氏根据小儿惊风发病原因和抽搐姿势，将惊风分为内吊惊、迷魂惊、水伤惊等二十八类，并附《小儿惊风二十八图》，注明临床表现与灯火穴位。流传于福建永安市青水畲族民间的一种火灸疗法——六穴灯芯灸，主要被用来治疗带状疱疹等。因此烧针法比较多地用于小儿惊风、腮腺炎、呃逆、呕吐、阴瘰腹痛、小儿消化不良、手足厥冷等病证。

王君萃所著的《小儿烧针法》仍可谓烧针一法的专书，对于小儿惊风的治疗具有"拔婴保赤"的作用，在新安针灸医家中，可谓独树一帜。

（二）以形统惊，独尊烧针

王君萃对清代熊应雄、陈紫山《小儿推拿广意》中惊风证候的诊断和治疗有所发挥。《小儿推拿广意》中卷所论二十四类惊风，即陈紫山惊风二十四证，根据临床表现，把小儿惊风分为二十四种证候。后人认为按惊风的临床表现分类应首见于熊应雄的《小儿推拿广意》。现代认为小儿惊风不是一个独立的病，而是在某些疾病发生发展过程中伴发的一个证候。一般分为急惊风、慢惊风两类。凡来势急骤，形证有余，属实属热者，统称急惊风。来势缓慢，形证不足，属虚属寒者，统称慢惊风。诊断一个惊风证，不局限于具备角弓反张、四肢抽搐的典型症状，而是在八候中（搐、搦、掣、颤、反、引、窜、视）见其一症者，即可诊断。

王君萃在陈紫山的基础上，对急惊风、慢惊风的证候描述亦甚详细。如其曰"急惊风，此症两眼翻白，面上青筋，气吼，撮口吐沫即死去""慢惊风，此症因饮食不节、受潮、惊恐所致，露睛昏睡，咬牙口歪，心胸迷闷，多于吐泻后得之"。除急惊风、慢惊风总的分类之外，其依据惊风发作的时段、症状及其发作时患儿的体征来描述疾病，对症治疗更精确，更形象。如以惊风发作时段来分有月家惊、脐风惊、胎惊风等，《小儿烧针法》曰"月家惊，此症因母当风睡卧，或月内受风，痰涌心口，落地时眼红，撮口捏拳，头偏在左右，哭不出声，肚腹青筋气急""脐惊风，此症多产后七日发"。按症状分则有呕逆惊、迷魂惊、潮热惊、水泻惊、撒手惊、膨胀惊、鸟缩惊等，如"水泻惊……肚中响而作痛，哭而大叫，水泻不已，两眼翻白，口唇亦白，身体软弱"。根据发作时患儿所处的体位形态来描述疾病的有挽弓惊、鲤鱼惊、看地惊、鹰爪惊、马蹄惊、乌鸦惊、天吊惊等。如"马蹄惊……头仰上，四肢乱舞，如马奔蹄""鹰爪惊，此证因喂乳受惊，夜眠受唬，致手爪人衣，头仰上，大哭大叫，捏拳，身上发寒，此乃肺经热也"。

（三）传心会目，著辞案形

北宋著名针灸家王惟一曾经说过"传心岂如会目，著辞不若案形"。《小儿烧针法》图文并茂，简洁易懂，即使不是中医，也能"使观者烂然而有第，疑者焕然而冰释"。因此，此书可以说惊风烧针法的简捷使用手册。

《小儿烧针法》对于每种惊证，先用文字描述病因、病机、辨证，再叙述烧灼选定的部位及穴位，后附小儿全形图。较之以往的中医典籍及手抄本的附图，本书的图形有其自身的特点。首先，从人体比例结构上看，此书的二十四类图，人体比例适中，患儿身体匀称，与上世纪20—50年代的某些医学简易图谱相似；其次，附图中有相当一部分显示了惊风疾病发生时患儿的表情、体位和体征，如"月家惊"，其文描述为"头偏左右"，而图为头偏右侧像，"看地惊"有"两眼看地，一惊便厥，手捏拳头，头抬不起，咬牙口歪"，附图可见患儿两目下视、双手握拳交叉、口歪等表现，另外，挽弓惊、撒手惊、马蹄惊、膨胀惊、鸟缩惊、天吊惊等，均有类似描绘；再次，附图中点灸的穴位及部位准确，浅显易懂，如囟门四点、脐四点、委中、阳溪、解溪、印堂等均明晰，随手取用。对于不能显示的穴位和部位，也另图标明，如涌泉穴，另绘足底图标明。

与《推拿广意》的"先须循筋推察，次用灯火按穴"治疗惊风的方法不同，王君萃对所有的二十四类惊风均采用烧针法，或以烧针为主要方法，少数辅以推拿、药物。如患儿肚响食呕，四肢冷，人事昏，是胃经伤食受寒，名曰呕逆惊。《推拿广意》治法"三关（一百），肺经（一百），脾土（一百），分阴阳，运八卦，四横纹（各五十），飞经走气，凤凰单展"。王君萃只用灯草灸，如《烧针法》云"此症服乳即吐，人事昏迷，肚内痛。用灯火烧两曲池穴各一点，两虎口各一点，心窝中烧七点，即好"。又如患儿口中拉舌，四肢冷而掣，哭声不出，乃心经有热。睡中食乳，口角入风，名曰蛇丝惊。《推拿广意》治法为"三关，六腑，阴阳，八卦，天河，略推三关，多推肾水。如舌拉不止，灯火胸前六燋"。"患儿两手爬人，捻拳切牙，手往下，口往上，身寒战，名曰鹰爪惊。此因被吓伤乳，心有风热也"，《推拿广意》治法为"三关，脾土，阴阳，八卦。又在大指左右手足三弯掐之。再用灯火爆手心，太阳，眉心，脚心各一燋"。又如内吊惊，《推拿广意》主要采用推拿"三关，肺经，脾土，肾水（各一百）。双凤展翅，按穴推摩，再以竹沥灌之。又以细茶、飞盐、皂角各末五分，水一钟，黄腊二分，锅内溶化。入前末为饼。贴心窝即效"。与之不同，王君萃先生独尊烧针，只"用灯火烧囟门四点，心窝一点，两鱼际各一点"体现其独用烧针治疗惊风的特点。

（四）灵活权变，兼顾他法

《小儿烧针法》有刺血与烧针同用的，有药物与针灸同用的，有推拿、烧针、药物同用，在辨证的基础上，灵活权变。如脐风惊就采用了放血、烧针，并附有预防脐风神方，即"用银簪挑破出血，以新棉吸尽血，再以灯火烧囟门四点，烧脐四点，胸前平烧三点"。附预防脐风神方，"枯矾（一钱五分），硼砂（五分），朱砂（三分），冰片（三厘），麝香（五厘），共研细末，小儿产下洗过，即将此末药敷脐眼上。每日换一次，共用一周，小儿永无脐风之症"。有用隔物推拿和灯火灸结合，对肚腹夜啼惊，《小儿烧针法》云，"此症肚胀如鼓，青筋显露，哭声大叫，一哭一厥，手足热跳。用生姜、潮粉渣、桃皮、飞盐推之。用灯火烧眉心一点。两太阳穴各一点，囟门四点，平心三点，烧脐四点，即愈"。另外，对于急、慢惊风也有"用菜油、潮粉于太阳穴、心前浑身推挪"等记载。对于天吊惊，王君萃除了用"灯火烧囟门四点、两肩井穴二点、两手阳溪穴两点、解溪穴各一点、烧脐四点"还"再用鹅一只倒挂在雨伞下，取涎饮之神效"。其与民间疗法并用，再现了独用烧针外，治法上可变性。

灵活权变还表现在烧针穴位和部位的应用，对惊风实证，灯火灸主要采用头面躯干部位和穴位，如急惊风，"用灯火烧眉心、鼻梁下人中、心前各一点"。"蛇丝惊，此症因饮食无度，吐舌，四肢冷，衔母乳一口一喷，青恫肚胀起青筋，气喘急。用灯心烧胸前六点，即愈"。同样"看地惊，此症因食乳所伤，兼饮食寒热不调，野昏受嘑……用灯火烧喉下两点、囟门四点、烧脐四点，即愈"。对惊风虚证或虚实夹杂证，则主要采用四肢和躯干部位和穴位同用，如"撒手惊，此症两手挂下一撒，咬牙口歪即死。用灯火烧两收劳宫各一点，心前一点，即好"，另外"潮热惊，此因失饥伤饱，饮食不纳，脾胃虚弱，身体发热，手足向后乱舞，用灯火烧两手鱼际穴各一点，两虎口各一点，烧脐四点，即好"。其他的惊风虚证或虚实夹杂证，如慢惊风、迷魂惊、乌鸦惊、胎惊风、缩纱惊、乌鸦惊等，均采用四肢和躯干部位和穴位同用法，完全符合针灸的"四根三结"理论，急则治其标，缓则治其本。所谓"甚者独行，间者并行"在王君萃先生的烧针法上体现得相当明显。

（五）常穴奇用，因病而异

在王君萃先生使用烧针法治疗惊风，除了应用常规穴位，如曲池、涌泉、劳宫、鱼际、肩井、人中、太阳、印堂、解溪、阳溪、承山、少冲、通里等穴外，还使用囟门四点、心窝中七点、脉门、尾骨等奇穴。另外在诸如此类奇穴中，以部位和穴位来进行常穴奇用的也不在少数，使用最多的是背脊青筋缝上七点、脐四点、百会三点等。现代人将其发展为灯草灸操作上的常用法，即取准病理反应点，将灯心草一端浸入植物油内，术者用拇食指捏住灯心草上1cm处，将火点燃，待火焰略变大，立即垂直触点穴位，此时发出一声"啪"的爆淬声，一般每穴每次淬一淬即可，个别可视病情淬2至5淬。即淬成"∴"形或".."形。而王君萃先生已经在"燋"数和部位上基本固定下来。并有固定的穴名和主治，如患儿手足掣跳，口眼俱闭，大叫一声，形如死状，名曰乌鸦惊，乃心有热有痰，症类急惊是也，《小儿烧针法》用囟门四点、两口角、两肘心、手掌心、解溪、印堂等穴，并附图说明，清晰易懂。

囟会为针灸督脉之常穴，鉴于2周前小儿囟门未闭合的特点，王君萃先生变常为奇，常穴奇用，为囟门四点，主治昏迷、两眼翻白、眼闭、惊厥等，将其应用于看地惊、膨胀惊、肚腹夜啼惊、天吊惊、乌鸦惊、内吊惊、脐风惊等。如"内吊惊，此症多因食或痛，咬牙寒战，眼向内翻，人事昏迷，抓肤不知痛。用灯火烧囟门四点，心窝一点，两手鱼际各一点"。膻中一穴，位于两乳之间，为任脉之常用穴，王君萃称其为"平心一点"，并根据病情的变化，以膻中为基础，向四周左右上下，发展为平心三点、胸前六点、心窝中七点、心前内三点等。如"鲫鱼惊，此症多因感受风寒，其痰涌结吼，口吐白沫，两眼翻白，四肢乱舞。用灯火烧两虎口各一点，心前，脐下又各灸一点，即愈"。其他用心前一点的有迷魂惊、内吊惊、水泻惊、撒手惊等；用平心三点的有脐风惊、肚胀夜啼惊等，用心前内三点的有膨胀惊。两者区别为平心三点为膻中左右共三穴，而新前内三点为膻中上下共三穴。胸前六点是以膻中为最下点，向上再点五点，用于蛇丝惊。心窝中七点用于呕逆惊、月家惊等。其余均是根据病情需要，如百会三点治疗胎惊风，眉心一点急惊风、迷魂惊、肚胀夜啼惊、水泻惊等，喉下三点用于挽弓惊、马蹄惊等，均为常穴拓展，因病而异。

灯草灸真可谓"儿科之第一捷法"。随着灯火器械的改善和点灸笔的问世，烧针法的应用将更为方便。

思考题

1.王国瑞《扁鹊神应针灸玉龙经》体现了其哪些针灸学术思想？

2.简述"飞腾八法"的操作和选穴模式。

3.如何理解《玉龙经》中的"原络夫妇配穴"？

4.汪机的针灸学术思想体现在哪几部医籍著作中？

5."治病无定穴"论的含义是什么？

6.论述汪机的"疮疡用灸"的指导思想及现实临床意义。

7.徐春甫针灸学术思想形成的基础是什么？

8.徐春甫重视灸疗对后世有何影响？

9.徐春甫的临证思维特点是什么？

10.论述"五门主治"原理。

11.列举《针方六集》中12对透穴。

12.汪昂的代表性针灸著作是哪几部？

13.论述汪昂的针灸学术思想。

14.吴亦鼎的灸法学术思想体现在哪部著作中？

15.论述"热证用灸"的中医机制。

16."明证审穴"的含义是什么？

17.《重楼玉钥》命名的含义是什么？

18.郑氏"开风路针"运用的指导思想是什么？

19.王君萃的代表性针灸著作是哪部？

20."烧针法"是指什么？

21.急、慢性惊风的鉴别要点是什么？

第三章　新安医家针灸治疗各科病证

第一节　内科病证

☞ 导 学

本节介绍了新安医家对内科常见病证的针灸治疗方法。通过学习，要求了解新安医家治疗内科常见病证的取穴特点和刺灸特色，重点了解新安医家在中风、痹证等病证方面的特色治疗方法，包括取穴配伍特点，辨证加减及各种刺灸方法的运用。

感　冒

〔概述〕

感冒是常见的呼吸道疾病，因病情轻重不同而分为伤风、重伤风和时行感冒。四季均可发生，尤以冬、秋两季多发。

本病系感受风邪所致，与人的体质强弱密切相关。常因起居失常、冷暖不调、涉水淋雨、过度疲劳、酒后当风等导致机体抵抗力下降而发病，患有各种慢性病的体弱者更易罹患。

临床表现以鼻塞、流涕、咳嗽、头痛、恶寒发热、全身酸楚等为主症。本病临床辨证常见风寒证、风热证及暑湿证。结合患者体质，亦可见气虚型感冒和阴虚型感冒。

〔新安医家论感冒诊治〕

（1）伤风不解咳频频，久不医之劳病终。咳嗽须针肺俞穴，痰多必用刺丰隆。

肺俞：在第三椎下，两旁各一寸半宛宛中。灸三壮。

丰隆：在足腕解溪上八寸。直针二分半，看虚实补泻，灸二七壮。（《扁鹊神应针灸玉龙经·一百二十六穴玉龙歌·伤风》）

（2）伤寒有阴有阳，用意参详，不问阴阳，七日过经不汗：合谷（补）、复溜（泻）、汗出立愈，此穴解表发汗神妙。（《扁鹊神应针灸玉龙经·磐石金直刺秘传·伤寒》）

（3）腠理不密咳嗽频，鼻流清涕气昏沉。喷嚏须针风门穴，咳嗽还当灸太渊。

风门：穴在第二椎下两旁各一寸五分。针入一分，沿皮向外一寸半，灸百壮。腠理不密，可补；痰盛热咳气喘，可泻。应穴列缺，可灸七壮，沿皮针透太渊，补泻如上。（《针方六集·兼罗集·腠理不密，咳嗽常频》）

（4）身热恶寒：后溪（小肠经）。身热汗出足冷：大都。汗不出，凄凄恶寒：玉枕、大杼、肝俞、膈俞、陶道。身热汗不出：曲池、合谷、厉兑、解溪。身热而喘：三间。恶风：风池、风府（宜刺）。（《古今医统大全·针灸直指·诸证针灸经穴》）

（5）风门主治易感风，风寒痰嗽吐血红，兼治一切鼻中痛，艾火多加嗅自通。（《医宗

29

金鉴・刺灸心法要诀・卷八十五・背部主病针灸要穴歌》）

（6）伤寒头痛身热灸二间、合谷、神道、风池、期门、间使、足三里。（《神灸经纶・卷之三・伤寒宜灸》）

（7）外劳穴在手背之中，推时屈儿小指而重揉此穴，能驱散风寒。（《推拿述略》）

（8）总筋在掌后腕前有横纹之处，左为阳，右为阴，向中间分开至两边推之，阳位宜稍重，阴位宜稍轻，此治寒热往来之症也。（《推拿述略》）

（9）掌心八卦当左右旋推，凡治热症则自坎至艮而左旋，寒症则自艮至坎而右旋，大约推二三十遍，察看病情轻重酌量为之。（《推拿述略》）

（10）太阳穴在左，太阴穴在右，男则重揉太阳以发汗，重揉太阴以止汗；女则重揉太阴以发汗，重揉太阳以止汗，凡揉太阳约三十遍必兼揉太阴约九遍，凡揉太阴约三十遍必兼揉太阳约九遍，但令微汗勿使过汗为宜。（《推拿述略》）

[评述]

1. 处方选穴

（1）取穴配伍特点　取穴以手太阴肺经与手阳明大肠经经穴为主，选用肺经络穴列缺、原穴太渊，及手阳明之二间、三间、合谷等穴，疏风祛邪，宣肺解表；加之督脉风府、足太阳经风门、足少阳经风池等诸穴共奏疏风解表、宣肺止咳之功。《扁鹊神应针灸玉龙经・磐石金直刺秘传・伤寒》中所载"七日过经不汗：合谷（补）、复溜（泻）、汗出立愈，此穴解表发汗神妙"，补合谷、泻复溜，更为临床治疗外感病表实，身热、汗不出的经典穴组。

（2）辨证加减　治疗感冒一病，注重按症明证，以证统方，突出了中医精髓之辨证施治。如《针方六集・兼罗集・腠理不密，咳嗽常频》中"腠理不密咳嗽频，鼻流清涕气昏沉"等症即表明了此病为气虚外感风寒证，故用风门疏风解表，并灸肺经母穴太渊补肺气、止咳嗽，若为痰盛热咳气喘，可泻列缺。此外，《扁鹊神应针灸玉龙经・磐石金直刺秘传》中用补合谷、泻复溜治外感汗不出，《扁鹊神应针灸玉龙经・一百二十穴玉龙歌・伤风》中用肺俞、丰隆治咳嗽痰多等均为临床取穴配伍之经典。

2. 刺灸方法　处方中阐明虚补实泻，针灸并用。外感风寒及气虚者可多灸，由于外感病病邪表浅，宜遵浅刺之古训。

肺 痨

[概述]

肺痨即指西医学的肺结核一病，是一种慢性传染病，中医学认为是由"痨虫"随呼吸侵入肺内所致。本病具有极强的传染性，凡体质虚弱之人，与患者接触，均易感染患病，故又有"传注""传尸"等名称。此外，亦有根据症状和预后命名的，如"骨蒸""痨瘵"等，以咳嗽、咳血、潮热、盗汗、胸痛、消瘦等为主要特征。

中医学认为本病发病主因一为外感痨虫，一为内伤体虚。正气不足，以致"痨虫"随呼吸侵入肺内而直伤肺阴，肺失清肃。若治疗得当，正气强盛，则可抵御"痨虫"，使病变局限于肺脏，并逐渐好转；若正气日虚，则可由肺累及脾肾，终致三脏皆虚。本病临床辨证常见肺阴亏虚，肺脾气虚，肺肾亏虚，阴阳俱虚。

[新安医家论肺痨诊治]

（1）满身发热病为虚，盗汗淋漓却损躯。穴在百劳椎骨上，金针下着疾根除。

百劳：在背第一椎骨穴上。针三分，灸二七壮，泻之。应肺俞穴。（《扁鹊神应针灸玉龙经·一百二十穴玉龙歌·盗汗》）

（2）传尸劳病最难医，涌泉穴内疗虚危。痰多须向丰隆泻，气喘丹田亦可施。

涌泉：穴在足心陷中，屈足蜷趾宛宛内。针入三分，先补后泻。伤寒痨瘵，有血可疗，无血则危，欲出血须弹针。

丰隆：取法如前。

丹田：穴在脐下二寸。刺入五分，灸二七壮。（《针方六集·兼罗集·玉龙歌》）

（3）传尸痨，第一代，虫伤心，宜灸心俞穴并上下如四花样；第二代，灸肺俞四穴如前；第三代，灸肝俞四穴如前；第四代，灸厥阴俞四穴如前；第五代，灸肾俞四穴如前；第六代，灸三焦俞四穴如前。（《神灸经纶·卷之三·身部证治》）

（4）骨蒸寒热夜热灸百劳、膏肓、肺俞、魄户、脾俞、肾俞、四花穴、间使、足三里。（《神灸经纶·卷三·身部证治》）

[评述]

1.处方选穴　取穴以背俞穴及督脉穴为主，辅以手足太阴及足少阴经穴。主取四花穴灸之，是治疗肺痨的经验效穴，配以肺俞、脾俞、肾俞，补肺健脾益肾。百劳、膏肓穴是主治诸虚百损的要穴；肺俞配肺经原穴太渊，培土生金，补益肺气；脾俞配足三里，健运中州，扶正祛邪，辅以丰隆利湿化痰；肾俞配涌泉，补肾气，滋肾阴，并引虚火下行以归其宅。《神灸经纶·卷之三·身部证治》中还提出"一法凡取痨虫，可于三椎骨上一穴，并膏肓二穴，各灸七壮"。

2.刺灸方法　以灸治为主，辅以针刺，多灸重灸，如《扁鹊神应针灸玉龙经·一百二十穴玉龙歌·痨证》中，关元一穴要求"针八分，补多泻少，可灸百壮"；《神灸经纶·卷之三·身部证治》中认为"但骨脊上两穴不宜多灸，凡一次只可三五壮，多则恐人倦怠。六穴加足三里，若灸此六穴，亦宜灸足三里泻火方妙"。此打破了古人"热证忌灸"之说，肺痨患者无论是阴虚证，还是气虚证，抑或阴阳俱虚者，均可采用艾灸以提高机体免疫能力，抵抗痨虫的侵蚀，实为治病求本之法。同时提出艾灸亦有补泻之别，需辨证使用。

腹　痛

[概述]

腹痛是指胃脘以下、耻骨联合以上部位发生的以疼痛为主要表现的疾病。因腹内有许多脏腑，且为诸多经脉所过之处，所以不论何种病因，如外邪、饮食、情志等，凡导致有关脏腑气机不利或经脉气血不通时，均可引起腹痛。相当于西医学的急、慢性肠炎、胃肠痉挛、肠易激综合征等疾病引起的腹痛。

临床以腹部疼痛为主症，可分别表现为全腹痛、脐腹痛、小腹痛、少腹痛等。其发作或加重多与饮食、情志、受凉、劳累等诱因有关。可反复发作，常伴有饮食、大便异常。临床辨证可见饮食停滞、肝郁气滞、寒邪内阻、脾阳不振等证型。

[新安医家论腹痛诊治]

（1）小腹胀满气攻心，内庭二穴刺须真。两足有水临泣泻，无水之时不用针。

内庭：在足两趾歧骨间。直刺三分，可泻补，灸二七壮。

临泣：在侠溪上三趾四趾间。针三分，禁灸。可以出一身之水，泻用香油抹孔穴则针孔闭。（《扁鹊神应针灸玉龙经·一百二十穴玉龙歌·腹中气块》）

（2）腹中气块最为难，须把金针刺内关。八法阴维为妙穴，肚中诸疾可平安。

内关：在手掌后横纹二寸，两筋间。直刺，透外关，先补后泻。名阴维穴，禁灸。应照海。（《扁鹊神应针灸玉龙经·一百二十穴玉龙歌·心腹满痛》）

（3）脐上一寸名水分，腹胀更宜施手诀。（《扁鹊神应针灸玉龙经·针灸歌二首》）

（4）太冲腹痛须勤诵。（《扁鹊神应针灸玉龙经·针灸歌二首》）

（5）脾胃疼痛泻公孙，胸腹痛满内关分。（《扁鹊神应针灸玉龙经·针灸歌二首》）

（6）腹中气块去应难，金针宜向内关看，更向阴跷针照海，腹中疾病总皆安。

内关：穴在掌后横纹上二寸。直针透外关，先补后泻，禁灸。治腹中胁肋疼痛，先泻；胸中痞闷，先补。

照海：穴在内踝骨下赤白肉际。横针入寸半。小便不通，泻之立通。（《针方六集·兼罗集·腹中气块》）

（7）腹中疼痛最难当，大陵、外关仔细详，若是腹疼并痞结，支沟奇妙穴非常。

大陵：穴在掌后横纹两筋间。直刺入三分，可灸二七壮。详虚实补泻。

外关：穴在手腕后二寸，直针透内关，先补后泻，可灸二七壮。

支沟：穴在腕后三寸两骨中，直针透间使。（《针方六集·兼罗集·腹中疼痛》）

（8）腹痛：委中（刺）、关元（灸）、太冲、太渊（俱刺之，以泻实）。（《古今医统大全·针灸直指·诸证针灸经穴》）

（9）腹中胀痛：膈俞、脾俞、胃俞、肾俞、大肠俞、中脘（脾寒）、水分、天枢、石门（心下坚满）、内关、足三里、商丘（脾虚）。（《神灸经纶·卷之三·身部证治》）

（10）外劳穴在手背之中，推时屈儿小指而重揉此穴，能驱散风寒，又头疼腹痛亦可揉此。（《推拿述略》）

（11）大指端之脾，位掌心之艮位，俱属中土，旋推指上之脾位，揉擦掌上之艮位，皆能健运中州，如食滞腹胀等症，于胸脘人字骨下，须兼以两大指分开往下推之。（《推拿述略》）

[评述]

1.处方选穴

（1）取穴配伍特点　腹部内有肝、胆、脾、肾、大小肠、膀胱等脏腑，为手足三阴、足少阳、手足阳明、冲、任、带等经脉循行之处。故取穴以任脉及相关脏腑俞募穴为主，辅以手足阳明及脾胃经穴。《神灸经纶·卷之三·中身证略》中还指出"然腹痛有部分，脏腑有高下，如中脘痛者，太阴也；脐腹痛者，少阴也；少腹痛者，厥阴也。审其有形无形，在脏在腑，随其高下而治之，更循各脏部分穴腧而灸之，则又在人之有确见也"。故上方中以胃募中脘、大肠募天枢配胃俞、大肠俞，前后选穴，俞募配伍，以调理脏腑气机；足三里为胃之下合穴，"合治内腑"，解痉止痛。为治腹痛之主穴。

（2）辨证加减　饮食停滞所致者可加内庭、商丘等穴，消食导滞；肝郁气滞所致者可加支沟、太冲等穴，疏肝理气；寒邪内阻所致者可加内关、公孙等穴，散寒止痛；脾阳不振所致者可加肾俞、脾俞、关元、太白等穴，温肾补脾。

2.刺灸方法　实证以针刺为主，用泻法；虚证以灸为主，用补法。

便　秘

〔概述〕

便秘是指大便秘结，排便周期或时间延长，或虽有便意但排便困难的症状。可见于多种急、慢性疾病中。西医学的功能性便秘、肠道易激综合征、直肠及肛门疾病所致便秘等。

本病病位在肠，但与脾、胃、肺、肝、肾等功能失调均有关联。外感寒热之邪、内伤饮食情志、阴阳气血不足等均可使肠腑壅塞或肠失温润，大肠传导不利而产生便秘。

临床以排便困难为主症，常伴有腹胀、腹痛、头晕、便血等症状，又可根据不同证候辨证为热秘、气秘、冷秘、虚秘。

〔新安医家论便秘诊治〕

（1）用火烧盐，填于脐内，切蒜一片盖盐上，艾灸二三炷即通。（《古今医统大全·卷九十三·治大小便不通方》）

（2）大便不利：以盐炒热布裹熨脐下，须臾即通；若脐下冷结不通，不可便熨，冷散攻心必死，须先服理中汤，乃可熨。（《古今医统大全·卷十三·大便不利》）

（3）秘结：照海（灸三壮，泻之），章门（灸二七壮），太白（灸三壮，泻之），气海（刺），三里（刺）。（《古今医统大全·卷六十九·针灸法》）

（4）大便闭塞不能通，照海分明在足中，更有支沟来泻动，始知妙穴有神功。

照海、支沟：取法并同前。应穴昆仑。（《针方六集·兼罗集·大便不通六十二》）

（5）大都主治温热病，伤寒厥逆呕闷烦，胎产百日内禁灸，千金主灸大便难。

太白主治痔瘘疾，一切腹痛大便难。（《医宗金鉴·刺灸心法要诀·卷八十五·足部主病针灸要穴歌》）

（6）大便秘结腹中积痛灸章门、巨阙、太白、支沟、照海、大都、神关（即脐中用包豆为饼填入脐中灸三五壮）。（《神灸经纶·卷之三·身部证治》）

[评述]

1. 处方选穴

（1）取穴配伍特点　取穴以任脉、足阳明经穴为主。上方中选用任脉神阙穴，神阙位于腹部，内与胃肠相连，局部配章门、巨阙，远部配足阳明胃经合穴足三里，可疏通腑气，为治疗便秘之主方主穴。

（2）辨证加减　热秘可加照海，清热保津；气秘可加支沟，行气理气；冷秘可加大都，温补脾阳；虚秘可加气海，补气行滞。

2. 刺灸方法　针灸并用，因大便秘结，糟粕积滞，当为实证，或本虚标实。急则治其标，故多用泻法，或补泻结合。更用艾灸神阙穴，如《古今医统大全》所载"用火烧盐，填于脐内，切蒜一片盖盐上，艾灸二三炷即通"是以温热刺激为主，以促进胃肠蠕动，达到通便的效果。新安医家还借鉴古人热熨之法，治疗本病，如《古今医统大全》所载"大便不利：以盐炒热布裹熨脐下，须臾即通；若脐下冷结不通，不可便熨，冷散攻心必死，须先服理中汤，乃可熨"。上述刺灸方法，现在临床仍在沿用，且屡试屡效。

脱 肛

[概述]

脱肛是直肠黏膜部分或全层脱出肛门之外，相当于西医学的"直肠脱垂"。常见于小儿、老人和多产妇女，主要与解剖缺陷、组织软弱及腹压增高有关。

中医学认为本病虚证多因小儿气血未充、肾气不足；老人气血衰弱、中气不足；多产妇女耗精伤血、肾气亏损；另外，久泄、久痢或久咳也致脾气亏虚、中气下陷；实证多因湿热蕴结，下注大肠，络脉瘀滞。《神灸经纶·卷之四·二阴症略》亦认为"久痢产妇、小儿、老人多有此疾。产妇用力过度，久痢气血下陷，小儿气血未充，老人气血已衰，故肛易出，不得约束禁固也。肛门为大肠之候，肺与大肠相表里，肺脏蕴热则闭，气虚则脱，当审其因以治之"。

临床以肛门脱出为主症。轻者排便时肛门脱出，便后可自行回纳；重者劳累、咳嗽亦可脱出，排便后需用手帮助回纳，伴神疲乏力、食欲不振、排便不尽和坠胀感，临床辨证常见脾虚气陷、肾气不固、湿热下注等证型。

[新安医家论脱肛诊治]

（1）百会脱肛并泻血。（《扁鹊神应针灸玉龙经·针灸歌二首·脱肛》）

（2）小儿脱肛：百会、龟尾（并宜灸）。（《古今医统大全·针灸直指·诸证针灸经穴》）

（3）脱肛灸百会（三壮），此属督脉，居巅顶，为阳脉之都纲，统一身之阳气。凡脱肛皆因阳气下陷。《经》云：下者举之，故当藉火力以提之，则脾气可升而门户固矣。小儿亦然。又有洞泻寒中脱肛者，灸水分百壮，内服温补药自愈。（《神灸经纶·卷之四·二阴诸病灸治》）

（4）脱肛泻血，脏腑撮痛不可忍，灸百会二壮。（《神灸经纶·卷之四·小儿症治》）

[评述]

1.处方选穴

（1）取穴配伍特点　本病虚证宜益气升提，实证宜清泻湿热。取穴以督脉穴为主。上方中局部取督脉之长强穴，长强为督脉之别络，位近肛门，针刺之可调节肛肌的约束；远取督脉之百会穴，百会是督脉与三阳经气的交会穴，气为阳，统于督脉，灸之可使阳气旺盛，有升提收摄之功，《神灸经纶·卷之四·二阴症治》指出"脱肛灸百会（三壮），此属督脉，居巅顶，为阳脉之都纲，统一身之阳气。凡脱肛皆因阳气下陷《经》云：下者举之，故当藉火力以提之，则脾气可升而门户固矣。小儿亦然"；更辅以任脉水分穴，调理胃肠。远近配穴，则陷者可举，脱肛自收。

（2）辨证加减　治疗脱肛还应辨证取穴，上方中虽未提及，临床实证可加曲池、阴陵泉、上巨虚等穴，以清利湿热；虚证可加气海、足三里、脾俞等穴，以益气补中。

2.刺灸方法　针灸并用，虚补实泻。《灵枢·经脉》篇曰："盛则泻之，虚则补之……陷下则灸之，不盛不虚，以经取之。"因此重灸百会是治疗脱肛的关键。

胁　痛

[概述]

胁痛是以一侧或两侧胁肋疼痛为主要表现的病证，也是临床比较多见的一种自觉症状。本证可见于肝、胆囊、胸膜等急慢性疾患及肋间神经痛等。

肝胆位于胁部，其脉分布两胁，肝主疏泄，性喜条达，故情志失调，肝气郁结；或气郁日久，气滞血瘀，瘀血停积；或精血亏损，肝阴不足，络脉失养；或脾失健运，湿热内郁，疏泄不利等，均可导致胁痛。《神灸经纶·卷之三·中身证略》认为胁痛"有左右之分，左右者，阴阳之道路也。左为肝，肝主血，血留止滞则左痛；右为肺，肺主气，肝邪入肺，气不流通则右痛。然亦有左痛不专主于血，右痛不专于气，但按之痛，不按亦痛者，血也，膨痛时止，嗳即宽畅，少时复痛者，气也。若痰食致痛，皆在右胁，必有痰食证，与气血凝滞不同，明者自辨。更有房劳过度，肾虚羸怯之人，胸胁间多隐隐微痛，此肾虚不能纳气，气虚不能生血，阴阳循行之道有阻滞，所以作痛。若不知正本寻源，而执一不化，则犯虚虚之戒矣"。临床辨证有肝郁气滞、肝胆湿热、瘀血停滞、肝阴不足等。

[新安医家论胁痛诊治]

（1）胁疼肋痛刺飞虎。（《扁鹊神应针灸玉龙经·注解标幽赋》）

（2）一切游走，气攻胸胁疼痛，语言、咳嗽难，不可转侧：支沟（右疼泻左，左疼泻右），委中（出血）。（《扁鹊神应针灸玉龙经·磐石金直刺秘传》）

（3）胁痛肝俞目翳除。（《扁鹊神应针灸玉龙经·针灸歌二首》）

（4）胸满胁胀取期门。（《扁鹊神应针灸玉龙经·针灸歌二首》）

（5）胁痛，刺关元，仍服小柴胡汤。（《古今医统大全·卷十三·胁痛》）

（6）贴胁痛：用芥菜子水研服，或琥珀或吴茱萸，醋研敷。（《古今医统大全·卷五十七·胁痛门》）

（7）胸胁疼灸膈俞、支沟、丘墟。（《神灸经纶·卷之三·身部证治》）

（8）两胁胀满灸胆俞、意舍、阴陵泉。（《神灸经纶·卷之三·身部证治》）

（9）胁肋胀痛灸膈俞、章门、阳陵泉、丘墟。（《神灸经纶·卷之三·身部证治》）

〔评述〕

1.处方选穴

（1）取穴配伍特点　肝居胁下，其经脉布于两胁，《内经》说"邪在肝则两胁中痛"，胆附于肝，其脉亦循于胁，《内经》又说"胆足少阳之脉……是动则病口苦，善太息，心胁痛，不能转侧"。故《景岳全书·胁痛》篇说"胁痛之病本属肝胆二经，以二经之脉皆循胁肋故也"。因此取穴以肝胆经穴为主，辅以任脉及背俞穴。上方中用肝之背俞穴肝俞、肝之募穴期门、胆腑背俞穴胆俞、下合穴阳陵泉、胆经原穴丘墟为主方主穴，以疏肝利胆、行气止痛。

（2）辨证加减　肝郁气滞者可加支沟、意舍，理气行气；肝胆湿热者可加阴陵泉、足窍阴，清热利湿；瘀血停滞者可加膈俞、委中，活血化瘀。

2.刺灸方法　针灸并用，虚补实泻。还可结合《古今医统大全》中所载之敷贴、热熨等法，用"琥珀或吴茱萸，醋研敷"或"灰醋炒热熨之，或葱或艾、韭菜皆可熨之"。另《古今医统大全·卷十三·胁痛》篇载"胁痛，刺关元，仍服小柴胡汤"。此即运用针药合用之法治疗疾病，新安医学著作中均有针药合用治疗疾病的记载，这种拓宽治疗手段的思路和方法值得现今临床借鉴，医者应以临床疗效为主要目标，切不可执一家之见，有一己之私，而延误疾病的治疗，影响治病的疗效。

腰　痛

〔概述〕

腰痛又称"腰脊痛"，疼痛的部位或在脊中，或在一侧，或两侧俱痛，是临床上常见的症状之一。本证多见于腰部软组织损伤、肌肉感受风湿，以及脊柱病变等。

腰痛辨证，首应分辨表里虚实寒热。大抵感受外邪所致者，其证多属表、属实，发病骤急，治宜祛邪通络，根据寒湿、湿热的不同，分别施治。由肾精亏损所致者，其证多属里、属虚，常见慢性反复发作，治宜补肾益气。然客邪久羁，损伤肾气，则成实中夹虚证；肾气久亏，卫阳不足，新感淫邪，亦形成虚中夹实证，医者当细审邪正主次轻重，标本兼顾，方为合拍。其有气滞血瘀者，证多实中夹虚，治当以活血行瘀、理气通络为主，善后还须调摄肾气，方能巩固疗效。临床辨证可见寒湿腰痛、劳损腰痛、肾虚腰痛。

〔新安医家论腰痛诊治〕

（1）脊膂强痛泻人中，挫闪腰疼亦可针。委中亦是腰疼穴，任君取用两相通。

人中：即水沟穴，在鼻下三分衔水突起处是穴。针三分，向上些，少泻无补，法灸七壮。

委中：在膝后，纹动脉中。针一寸，见血即愈。（《扁鹊神应针灸玉龙经·一百二十穴玉龙歌·腰脊强痛》）

（2）腰背杂证：人中、委中；肾虚腰疼：肾俞（灸）、委中。（《扁鹊神应针灸玉龙经·磐石金直刺秘传》）

（3）气攻腰背脊疼：肩井、委中。腰胯疼痛，转侧难，痛则补曲池、泻环跳；麻木则泻曲池、补环跳。（《扁鹊神应针灸玉龙经·磐石金直刺秘传》）

（4）腰脊反折、强疼，连两臂，或风劳气：人中、肩井。风湿相搏，脊膂连腰强痛，痛则灸筋缩，麻木补肩井。（《扁鹊神应针灸玉龙经·磐石金直刺秘传》）

（5）腰俞一穴最为奇，艾灸中间腰痛愈。（《扁鹊神应针灸玉龙经·针灸歌二首》）

（6）要知脊痛治人中。（《扁鹊神应针灸玉龙经·针灸歌二首》）

（7）腰痛（有风寒、湿热、血虚，皆宜灸）：肾俞、命门。（《古今医统大全·针灸直指·诸证针灸经穴》）

（8）腰背重痛：腰俞、大肠俞、膀胱俞、身柱、昆仑。（《神灸经纶·卷之三·身部证治》）

（9）灸腰痛不可俯仰，令患人正立，以竹杖拄地，量至脐中，用墨点记，乃用量脊中，即于点处随年壮灸之。灸讫，藏竹杖，勿令人知。（《神灸经纶·卷之三·身部证治》）

（10）腰挫闪痛，起止艰难：脊中、肾俞、命门、中膂内俞、腰俞。（《神灸经纶·卷之三·身部证治》）

[评述]

1.处方选穴

（1）取穴配伍特点　《素问·刺腰痛》篇阐述了足三阴、足三阳以及奇经八脉为病所出现的腰痛病证，并介绍了相应的针灸治疗方法。取穴治疗腰痛，以督脉、足太阳、少阳、少阴经穴为主组方。上方中局部用背俞大肠俞、膀胱俞、肾俞及腰俞穴。腰为肾之府，督脉并于脊里，肾附其两旁，故局部还可取督脉之至阳、身柱、筋缩、脊中等穴疏通局部气血；膀胱经挟脊络肾，且"腰背委中求"，故循经远取，治疗腰痛的要穴委中配督脉人中穴，以疏通腰背部经气，通经活络止痛。

（2）辨证加减　寒湿腰痛局部可加灸，温经散寒止痛；劳损腰痛可加环跳、阳陵泉、昆仑等穴，活血通络止痛；肾虚腰痛可加肾俞、命门、养老等穴，补肾壮腰止痛。尤其值得一提的是《神灸经纶·卷之三·身部证治》中，详细记载了骑竹马灸法治疗腰痛的取穴及操作方法，对临床灸治腰痛不可俯仰，有一定的疗效。

2.刺灸方法　腰痛一证可针灸并用，虚补实泻。急性腰痛多以针刺为主，特别是委中一穴，今人常用三棱针刺络出血；慢性腰痛多以针灸并用，可多灸重灸。

综上所述《神灸经纶·卷之三·中身证略》中总结"腰背痛，经云：巨阳虚则头项腰背痛。又曰：足之三阳，从头走足，足之三阴，从足走腹。诸经所过，皆能为痛。有风寒湿热，挫闪瘀血，气滞痰积，由外以至内者，标病也；若房劳室劳伤，肾虚而痛者，本病也。腰者肾之府，转摇不能，肾将败矣。肩背分野属肺，喘咳逆气，肩背痛，肺燥也；当肩背一片冷痛，此有痰饮气积故也；背心红肿痛者，风热也，红属火邪，肿为风胜。经云：岁火太过，民病肩背热。按背心为督脉循行部分，督脉贯脊络肾，风气从风府而下，积而化热，故取肩井、肺俞之穴，灸而散之。又外邪与流行营卫真气相击搏，则百节酸疼，筋骨挛痛，下部虚冷，三阴不足，故腰膝酸痛。凡人真气失调，少有所亏，则五邪六淫皆得乘间而入，所以圣人谆谆告诫，令人养摄真元，为卫生劫病之上妙方也"。因此，腰痛一证，外感内伤皆可产生，其病理变化常表现为以肾虚为本，感受外邪、跌仆闪挫为标的特点。治疗时应分别采用散寒利湿、清利湿热、活血化瘀、舒筋活络等，同时可配合补肾强腰的穴位，以达到扶正祛邪的目的。针灸治疗以督脉、足太阳、足少阳、足少阴经穴为主组方，针灸并用，虚补实泻，以奏舒筋活络、补肾壮腰、通络止痛之功。

中 风

［概述］

中风是以突然昏倒、不省人事，伴口角歪斜、语言不利、半身不遂，或不经昏仆仅以口歪、半身不遂为临床主症的疾病。因发病急骤，病情变化迅速，与风之善行数变特点相似，故名"中风""卒中"。

本病相当于西医学的急性脑血管病，如脑梗死、脑出血、脑栓塞、蛛网膜下腔出血等。

中风的发生是多种因素所导致的复杂的病理过程，风、火、痰、瘀是其主要的病因。肝肾阴虚，水不涵木，肝风妄动；五志过极，肝阳上亢，引动心火，风火相煽，气血上冲；饮食不节，恣食厚味，痰浊内生；气机失调，气滞而血运不畅，或气虚推动无力，日久血瘀；风、火、痰浊、瘀血等病邪上扰清窍，导致脑络阻滞，神失其用；或"窍闭神匿，神不导气"则发生中风。以突然意识障碍或无意识障碍，半身不遂为主要临床表现。《神灸经纶·卷之三·中风证略》中亦指出"经曰：风为百病之长，善入数变。类中者，状如中风，但无痛苦寒热，而肢节忽废，神气言语倏忽失常，此非外风所致，乃肝邪风木所化，戕贼中土，故忽然猝倒，昏不知人，口眼歪僻，痰涎上壅，甚则口开心绝，手撒脾绝，目合肝绝，遗尿肾绝，声如酣睡肺绝，五症全者死不治。又见有吐沫直视，面色如妆者，肉脱筋痛者不治。若非预防于平时，而欲图功于末路，则幸而生全者，良亦苦矣"。

临床上根据有无意识障碍而分为中经络、中脏腑。其中，中经络可分为肝阳上亢、风痰阻络、痰热腑实、气虚血瘀、阴虚风动；中脏腑又分为闭证和脱证。

［新安医家论中风诊治］

（1）中风不语最难医，顶门发际亦堪施。百会穴中明补泻，实时苏醒免灾危。

顶门：即囟会穴。上星后一寸。禁不可刺，灸七壮，针泻之。

百会：顶中央旋毛中，取眉间印堂至发际折中是穴。针一分许。中风，先补后泻，多补少泻。灸七壮，无补。（《扁鹊神应针灸玉龙经·一百二十穴玉龙歌·中风》）

（2）中风环跳而宜刺，虚损天枢而可取。（《扁鹊神应针灸玉龙经·注解标幽赋》）

（3）中风，半身不遂，左瘫右痪：先于无病手足针，宜补不宜泻；次针其有病足手，宜泻不宜补：合谷一、手三里二、曲池三、肩井四、环跳五、血海六、阳陵泉七、阴陵泉八、足三里九、绝骨十、昆仑十一。（《扁鹊神应针灸玉龙经·磐石金直刺秘传》）

（4）中风瘫痪经年月，曲鬓七处艾且热。（《扁鹊神应针灸玉龙经·针灸歌二首》）

（5）风中五内，气塞涎上，不语昏危：百会、风池、大椎、肩井、曲池、足三里、间使。（《扁鹊神应针灸玉龙经·一百二十六玉龙歌·中风》）

（6）中风口眼歪斜：听会、颊车、百会、地仓。（《扁鹊神应针灸玉龙经·一百二十穴玉龙歌·中风》）

（7）中风之症或不省，中冲一穴不需寻，先补后泻如不应，再刺人中立变省。

中冲：穴在中指端。针入一分，沿皮向后三分，灸三壮。治中风不省，先补后泻；暴哑，先泻后补；心痛不省，单泻。

人中：平针三分，可灸三壮。（《针方六集·兼罗集·中风不省》）

（8）中风手足不遂等证：百会、发际、肩髃、曲池、风市、足三里、绝骨。（《古今医统大全·针灸直指》）

（9）偏风半身不遂：肩髃、曲池、合谷、列缺、阳陵泉、环跳、足三里、绝骨、风市、丘墟、委中。（《古今医统大全·针灸直指》）

（10）瘫痪：曲池、阳谷、合谷、中渚、三里、阳辅。（《古今医统大全·针灸直指》）

（11）口噤不开，机关在耳下八分近前，千金翼云，凡中风口噤不开，灸此二穴五壮即愈，一云灸颊车、承浆。（《神灸经纶·卷之三·中风灸穴》）

（12）气塞痰涌，昏危不省人事灸百会、风池、大椎、肩井、间使、曲池、足三里、肩髃、环跳、绝骨。（《神灸经纶·卷之三·中风灸穴》）

（13）神阙，凡卒中风者，此穴最佳。罗天益云：中风服药，只可扶持，要收全功，灸火为良。盖不惟追散风邪、宣通血脉，其于回阳益气之功，真有莫能尽述者。（《神灸经纶·卷之三·中风灸穴》）

（14）偏风半身不遂左患灸右，右患灸左，肩井、百会、客主人、承浆、地仓、手三里、三间、二间、阳陵泉、阳辅。（《神灸经纶·卷之三·中风灸穴》）

（15）千金云，手髓孔在腕后尖骨头宛宛中，足髓孔在足外踝后一寸，俱主治痿追风半身不遂，灸百壮。（《神灸经纶·卷之三·中风灸穴》）

[评述]

1.处方选穴　中风中脏腑闭证治宜醒脑启闭开窍，取穴以督脉、十二井穴为主。上方中选取督脉人中穴泻之，苏厥醒脑，启闭开窍；以中冲为代表的十二井穴，接通阴阳经经气，协调阴阳；督脉入络脑，故用百会、上星改善督脉的气血运行，以治闭证。中风中脏腑脱证治宜益气回阳固脱，取穴以任脉经穴为主。上方中取任脉之神阙穴，《神灸经纶·卷三·中风灸穴》中用艾重灸神阙，并转述罗天益云"中风服药，只可扶持，要收全功，灸火为良。盖不惟追散风邪、宣通血脉，其于回阳益气之功，真有莫能尽述者"。中风中经络者治宜疏通经络、调和气血。选穴配伍特点：若半身不遂，处方选经取穴以手足阳明经穴为主，辅以太阳、少阳经穴。上方中上肢穴取肩髃、曲池、手三里、间使、合谷、列缺，下肢穴取阳陵泉、环跳、血海、足三里、绝骨、阳辅、风市、丘墟、委中，阳主动，肢体运动障碍，其病在阳，阳明为多气多血之经，故取以阳明为主的三阳经腧穴，以疏通患侧经络，调和气血，促进康复；若口角歪斜者，处方选经取穴以手足阳明、太阳经穴为主。上方中近取听会、颊车、地仓，远取合谷等穴，以舒经活络、调和气血；若语言不利可加用承浆、间使等穴。

2.刺灸方法 中风中脏腑闭证以针刺为主，用泻法，强刺激。《扁鹊神应针灸玉龙经·磐石金直刺秘传》中提出，叉灸百会后，还可“用三棱针四旁刺之血出”；脱证宜多灸重灸。中经络及中风后遗症者，可针灸并用。《扁鹊神应针灸玉龙经·磐石金直刺秘传》中提出“先于无病手足针，宜补不宜泻；次针其有病足手，宜泻不宜补”，此法现今临床仍在沿用。

面　瘫

［概述］

面瘫是以口眼向一侧歪斜为主要表现的疾病。本病可发生于任何年龄，多见于冬季和夏季。发病急速，以一侧面部发病为多。俗称“面歪”“口眼歪斜”。手足阳经均上头面部，当病邪阻滞面部经络，尤其是手太阳和足阳明经筋功能失调，可导致面瘫的发生。本病相当于西医学的周围性面神经麻痹、面神经炎。本病应与脑血管病引起的中枢性面瘫相鉴别，周围性面瘫主要由于外感风寒、风热，加之自身机体正气不足，脉络空虚，卫外不固，致面部经络气血痹阻，经筋功能失调，筋肉失于约束，而出现㖞僻；中枢性面瘫则由于风、火、痰、瘀互结，上扰清窍，导致“窍闭神匿，神不导气”。两者古皆称为中风，但前者为外风侵袭，后者为肝风内扰。因此，不论从病因病机、临床表现、辨证分型、转归预后及治法、处方均有不同。

周围性面瘫临床表现以口眼歪斜为主要特点。常在睡眠醒来时发现一侧面部肌肉板滞、麻木、瘫痪，额纹消失，眼裂变大，露睛流泪，鼻唇沟变浅，口角下垂歪向健侧，病侧不能皱眉、蹙额、闭目、露齿、鼓颊；部分患者初起时有耳后疼痛，还可出现患侧舌前2/3味觉减退或消失，听觉过敏等症。病程迁延日久，可因瘫痪肌肉出现挛缩，口角反牵向患侧，甚则出现面肌痉挛，形成“倒错”现象。临床辨证根据不同证候分为风寒证、风热证、气血不足证。

［新安医家论面瘫诊治］

（1）中风口眼致㖞斜，须疗地仓连颊车，㖞左泻右依师语，㖞右泻左莫教差。

地仓：在口旁直缝带路下，针一分。

颊车：在耳后坠下三分。沿皮向下透地仓一寸半，灸二七壮。（《扁鹊神应针灸玉龙经·一百二十穴玉龙歌·口眼㖞斜》）

（2）口眼歪斜灸地仓，颊肿唇弛牙噤强，失音不语目不闭，瞤动视物目䀮䀮。

（《医宗金鉴·刺灸心法要诀·卷八十五·头部主病针灸要穴歌》）

（3）颊车、地仓、水沟、承浆、听会、合谷，凡口㖞向右者，是左脉中风而缓也，宜灸左㖞陷中二七壮；㖞向左者，是右脉中风而缓也，宜灸右㖞陷中二七壮，炷如麦粒。（《神灸经纶·卷之三·中风灸穴》）

〔评述〕

1.处方选穴　《内经》曰："足阳明之筋……其病……卒口僻，急者目不合，热则筋纵，目不开。夹筋有寒，则急引颊移口；有热则筋弛纵缓，不胜收故僻。"因手足阳明经均行经面颊部。故取穴以手足阳明经穴为主，辅以手太阳、少阳经穴。上方中局部选取阳明经之颊车、地仓，水沟、承浆，听会穴亦为局部取穴，循经远取合谷穴，方中虽未言明选取患侧还是健侧穴，但宗"经脉所过，主治所及"之古训及手阳明经脉循行"左之右，右之左"的特点，当取健侧合谷穴，以疏通面部阳明、太阳经气，调和局部气血。处方特点在于麻痹部位取穴，配合远部取穴，其目的疏通阳明、太阳经气，祛风散寒清热，调和气血，使筋肉得到濡润温煦，则面瘫自可痊愈。

2.刺灸方法　在刺灸手法运用上，《玉龙经》中言及"灸颊车二七壮"，《神灸经纶》所提及灸"喝陷中二七壮"也当是指颊车穴处施灸。吴亦鼎认为"针之手法未可以言传，灸之穴法尚可以度识""头与四肢肌肉浅薄，若并灸之，恐肢骨气血难堪，必分日灸之，或隔日灸之。其炷宜小，壮数亦不宜多""喝左灸右，喝右灸左，二七壮，炷如麦粒"等确定了治疗面瘫应针灸并用，且规定了施灸量。针灸并用治疗口眼歪斜一症，不论是外感风寒、外感风热，抑或气血不足者均可用之。另处方中皆言及"地仓、颊车"穴对，可见明清时期，地仓透刺颊车也是治疗口眼歪斜之症的通用手法，并沿用至今。

痹　证

〔概述〕

痹证是由风、寒、湿、热等病邪引起，以肢体关节肌肉酸痛、麻木、重着、屈伸不利或关节灼热、肿大等为主症的一类疾病。常见于西医学的风湿性关节炎、风湿热、类风湿关节炎、骨关节炎等病。

本病与外感风、寒、湿、热及人体正气不足有关。风、寒、湿、热之邪侵入机体，痹阻关节肌肉经络，导致气血痹阻不通，产生本病。正如《素问·痹论》所说"风寒湿三气杂至，合而为痹也"。临床可分为行痹（风痹）、痛痹（寒痹）、着痹（湿痹）和热痹。《神灸经纶·卷之四·手足证略》认为"痹之为言闭也。经云：风、寒、湿三气杂至，合而为痹。《灵枢》曰：卫气不行则为麻木。东垣宗之，以麻痹之症，必补卫气而行之。景岳云：治痹之法，只峻补其阴，宣通脉络，不宜过用风燥之剂，亦《内经》之旨也。要不外刘、李二氏所论，一以攻邪为主，邪去则正气自安；一以补正为要，正复则邪气自却，当攻当补，在执经者善行其权也"，又指出"鹤膝风：两膝肿大，胻腿枯细，象如鹤膝之形，俗谓之鼓槌风。总不过风、寒、湿三气之为病，然肿病必有邪滞，枯细者必因血虚。初起可用葱熨消法，久宜养气滋血为主，再视其外症何如，兼治之可也"。

本病以关节肌肉疼痛、屈伸不利等为主症。临床辨证分为行痹、痛痹、着痹、热痹。

〔新安医家论痹证诊治〕

（1）髋骨能医两腿痛，膝头红肿一般同。膝关膝眼皆须刺，针灸堪称劫病功。

髋骨：在膝盖上一寸，梁丘穴两旁各五分。直针半寸，灸二七壮，随病补泻。

膝关：在膝盖骨下，犊鼻穴旁。横针透膝眼，灸二七壮，随病补泻。

膝眼：在膝下是穴，针三分，禁灸。（《扁鹊神应针灸玉龙经·一百二十穴玉龙歌·腿痛》）

（2）手臂膊痛红肿：合谷。（《扁鹊神应针灸玉龙经·磐石金直刺秘传》）

（3）膝疼无力腿如瘫，穴法由来风市间。更兼阴市奇妙穴，纵步能行任往还。

风市：在膝外廉上七寸，垂手中指尽处是穴。针入半寸，多补少泻，灸七壮。

阴市：在膝上正七寸，垂手中指点穴。针入半寸，先补后泻，灸二七壮。（《扁鹊神应针灸玉龙经·一百二十六穴玉龙歌·膝腿无力》）

（4）脚跟红肿草鞋风，宜向昆仑穴上攻。再取太溪共申脉，此针三穴病相同。

昆仑：在足外踝后陷中。横针透吕细穴，灸二七壮，泻多补少。

太溪：在内踝后，跟骨上动脉陷中。

申脉：在足外踝骨节下，赤白肉际横纹。刺半寸，泻多补少，禁灸。（《扁鹊神应针灸玉龙经·一百二十六穴玉龙歌·脚肿》）

（5）丘墟亦治脚跗疼，更刺行间疾便轻。再取解溪商丘穴，中间补泻要分明。

丘墟：在足外踝前三分。麻木补之，如脚背红肿，出血甚妙。

行间：在足大趾次趾虎口两歧骨间。针半寸，灸二七壮，疼痛泻之，痒麻补之。解溪：在足腕上大筋外宛宛中。针半寸，灸七壮，如头重、头风，先补后泻，此即草鞋带穴也。

商丘：在足内踝下，微前三寸。斜针三分，后透昆仑。（《扁鹊神应针灸玉龙经·一百二十六穴玉龙歌·脚背痛》）

（6）腿行步难：髋骨（痛泻之，拘挛补之）。腰股瘫痪痛，内痛针血海，外疼针风市。脚步难行：曲池、承山，痛则针太冲。脚背红肿疼、入风：委中。（《扁鹊神应针灸玉龙经·磐石金直刺秘传》）

（7）脚腕痛时昆仑取，股膝疼痛阴市便。（《扁鹊神应针灸玉龙经·针灸歌二首》）

（8）浑身疼痛疾非常，不定穴中宜细详。有筋有骨须浅刺，着艾临时要度量。

不定穴：但随痛处用针，即天应穴。要看筋骨，卧针泻之，止刺出血无妨，灸宜少。（《针方六集·兼罗集·浑身疼痛六十六》）

（9）环跳独治腿股风，居髎二穴不落空，更向委中去毒血，登时移步显神功。

环跳：穴在髀枢中，侧卧伸下足屈上足取之。针入三寸半，补少泻多，灸可三七壮。

居髎：穴在章门下八寸三分，刺入八分，灸随症多寡。

委中：取法如前，禁灸，灸则筋缩。（《针方六集·兼罗集·腿股风十九》）

（10）肩臂痛：肩髃、曲池（并宜针宜灸）。风痹：天井、尺泽、阳辅、少海、委中。（《古今医统大全·针灸直指·诸证针灸经穴》）

（11）阳陵泉治痹偏风，兼治霍乱转筋疼。

伏兔主刺腿膝冷，兼刺脚气痛痹风，若逢穴处生疮疖，说与医人莫用功。（《医宗金鉴·刺灸心法要诀·卷八十五·足部主病针灸要穴歌》）

（12）腿膝冷痹鹤膝风灸阳陵泉、环跳、风市。（《神灸经纶·卷之四·手足证治》）

（13）五痹灸曲池、外关、合谷、中渚、膏肓、肩井。上中下三部痹痛灸足三里，冷

痹阳陵泉，足痹不仁腰俞、悬钟（湿痹趾疼同治），寒湿筋挛疼痛环跳、风市。（《神灸经纶·卷之四·手足证治》）

[评述]

1.处方选穴

（1）取穴配伍特点　痹证治宜通经活络止痛。取穴以局部穴与循经取穴为主。治疗时多取天应穴及局部穴，如髋骨、膝关等穴均为《扁鹊神应针灸玉龙经》中自创之局部的效穴。处方选穴时亦按痹痛部位选取局部穴，以疏通局部气血，使营卫调和，气血流通，通则不痛。

（2）辨证加减　行痹者可加血海、风市、外关等穴，"治风先治血，血行风自灭"，行气活血祛风；痛痹者可加肾俞等穴，温阳散寒；着痹者可加足三里、阴陵泉等穴，健脾利湿；热痹者可加曲池、液门等穴，清泄热毒。

2.刺灸方法　《扁鹊神应针灸玉龙经》认为治疗痹证"针出血无妨，可少灸"；《针方六集·兼罗集》提出"更向委中去毒血，登时移步显神功"；《神灸经纶》认为"冷痹鹤膝风灸阳陵泉、环跳、风市"；《扁鹊神应针灸玉龙经》载针刺合谷穴，虚补实泻，以痛为邪实（痛泻之）以麻为正虚（麻补之）；髋骨（痛泻之，拘挛补之）等。故痹证一病应针灸并用，多泻少补，还可用三棱针刺出血，以通络止痛。今人还用皮肤针扣刺局部结合艾灸，以加强消肿止痛之功效。

第二节　妇科病证

👉 导学

本节介绍了新安医家对妇科常见病证的针灸治疗方法。通过学习，要求了解新安医家治疗妇科常见病证的取穴特点和刺灸特色，重点了解新安医家在痛经、不孕症等方面的特色治疗方法，包括取穴配伍特点，辨证加减及各种刺灸方法的运用。

痛　经

[概述]

痛经又称"经行腹痛"，是指经期或行经前后出现的周期性小腹疼痛。以青年女性较为多见。西医学将其分为原发性和继发性两种。原发性系指生殖器官无明显异常者；后者多继发于生殖器官的某些器质性病变，如子宫内膜异位症、子宫腺肌病、慢性盆腔炎、子宫肌瘤等。

中医学认为痛经的发生与冲、任二脉以及胞宫的周期生理变化密切相关，与肝、肾二脏也有关联。如若经期前后冲任二脉气血不和，脉络受阻，导致胞宫的气血运行不畅，"不通则痛"；或胞宫失于濡养，"不荣则痛"。此外，情志不调、肝气郁结、血行受阻；寒湿之邪客于胞宫，气血运行不畅；气血虚弱，肝肾不足均可使胞脉不通、胞宫失养而引起痛经。

临床以经期或行经前后小腹疼痛，随着月经周期而发作为主症。疼痛可放射至胁肋、乳房、腰骶部、股内侧、阴道或肛门等处。一般于经期来潮前数小时即已感到疼痛，成为月经来潮之先兆。重者疼痛难忍，面青肢冷，呕吐汗出，周身无力甚至晕厥。临床辨证一般分为寒湿凝滞、气滞血瘀、气血不足等证型。

〔新安医家论痛经诊治〕

（1）妇人血气痛：合谷（补）三阴交（泻）。（《扁鹊神应针灸玉龙经·磐石金直刺秘传》）

（2）妇人血气痛难禁，四满灸之效可许。（《扁鹊神应针灸玉龙经·针灸歌二首》）

（3）腰俞主治腰脊痛……妇人经病溺赤痉。（《医宗金鉴·刺灸心法要诀·卷八十五·背部主病针灸要穴歌》）

（4）行经头晕少腹痛，灸内庭。（《神灸经纶·卷之四·妇人诸病灸治》）

〔评述〕

1.处方选穴 痛经一证，实者每因气血运行不畅，经血滞于胞宫，不通则痛；虚者多因精血亏损，血海空虚，胞脉失于滋养而作痛。因此实证治宜温经散寒、化瘀止痛；虚证治宜益气养血、调补冲任。取穴以足太阴、阳明经穴为主。上方中选用督脉之腰俞，穴在骶部，足少阴之四满，穴在脐中下2寸，前正中线旁开0.5寸处，一前一后，均为局部取穴，旨在疏调胞脉气血，通经止痛；更用补合谷、泻三阴交之法，调气行血。《神灸经纶·卷之四·妇人诸病灸治》所载之"行经头晕少腹痛，灸内庭。"也值得今人借鉴。诸穴合用，调理冲任，行气活血，气调血行，则痛经自愈。

2.刺灸方法 治疗痛经，多采用针灸并用，因血得温则行，遇寒则凝。故特别是小腹部穴，以灸为主。以温宫行血、调经止痛。补合谷、泻三阴交更为经典。

带下病

〔概述〕

带下病系指女性阴道内白带明显增多，并见色、质、气味异常的一种疾病。又称"带证"。常见于西医学的阴道炎、子宫颈或盆腔炎症、内分泌失调、宫颈及宫体肿瘤等疾病引起的白带增多症。

本病多由脾失健运，水湿内停，下注任带；或肾阳不足，气化失常，水湿内停，下渗胞宫；或素体阴虚，感受湿热之邪，伤及任带，带脉失约，冲任失固所致。湿邪是导致本病的主因，脾肾功能失常是发病的内在因素，任脉损伤、带脉失约是带下病的病机关键。《神灸经纶·卷之四·妇人证略》中亦认为"人有带脉横于腰间，病生于此，故名为带。然亦不全拘于带脉。徐用诚先生云：白属气，赤属血。东垣先生云：血崩久则亡阳，故白滑之物下流，亦有湿痰流注下焦，或肾肝阴淫之湿胜，或惊恐而木乘土位，浊液下流，或思慕为筋痿，症之所受不同，而治亦各异也。崔氏四花穴，治赤白带如神。《撮要》取中极、白环俞，各灸十五壮，肾俞灸随年壮。海藏谓：带病太阴主之，灸章门穴，麦粒大各三壮，神效"。

临床表现以阴道缠绵不断流出如涕如脓、气味臭秽的浊液为主症。临床辨证分型有湿热下注、脾虚湿困、肾阴亏虚、肾阳不足。

[新安医家论带下病诊治]

（1）妇人白带亦难治，须用金针取次施。下元虚急补中极，灼艾尤加仔细推。

中极：在脐下四寸。直针二寸半，灸五十壮。妇人无子，宜刺灸，则有子，先泻后补；血气攻心，先补后泻。（《扁鹊神应针灸玉龙经·一百二十穴玉龙歌·白带》）

（2）赤白带下小肠俞。（《扁鹊神应针灸玉龙经·针灸歌二首》）

（3）带下小腹急痛：阴谷（灸）。（《古今医统大全·针灸直指·诸证针灸经穴》）

（4）妇人带下疗应难，虚急招游不自安，中极补多宜泻少，灸功休作等闲看。

中极：穴在脐下四寸。直针入二寸半，可灸五十壮。赤泻白补；气血攻心，先泻后补；妇人无子，针灸宜补。应穴白环俞。（《针方六集·兼罗集·妇人带下七十四》）

（5）淋带赤白：肾俞、血海、带脉、中封、三阴交、中极（白带）、气海、肾俞、命门、神阙、身交（在少腹下横纹中）、交仪（在内踝上五寸）、营池四穴（在内踝前后两边池上脉）、漏阴（在内踝下五分微动脉上）（《神灸经纶·卷之四·妇人诸病灸治》）

[评述]

1.处方选穴

（1）取穴配伍特点　取穴以任脉、带脉及足三阴经穴为主。上方中选用任脉穴气海与足少阳与带脉二经交会穴带脉相配伍，可协调冲、任、带脉经气，以理下焦、调经血、止带下；白环俞可调下焦之气，利下焦湿邪，以利湿止带；三阴交通调肝脾肾三脏功能及肝脾肾三经经气；《灵枢·经脉》篇曰"肝足厥阴之脉……循股阴，入毛中，过阴器，抵小腹"，中封为肝经经穴，可理肝气，疏肝郁，行气化湿止带。上述穴位组成治疗带下病的主方主穴。

（2）辨证加减　湿热下注者可加中极、小肠俞等穴，清热利湿；脾虚湿困者可加中极等穴，健脾利湿；肾阴亏虚者可加肾俞、阴谷等穴，补肾滋阴；肾阳不足者可加命门、神阙，温肾培元。《神灸经纶·卷之四·妇人诸病灸治》中治疗淋带赤白的身交穴在少腹下横纹中，似指足厥阴经之急脉穴，交仪穴在内踝上五寸，似指足少阴经之筑宾穴，营池四穴在内踝前后两边池上脉，漏阴在内踝下五分微动脉上，均为治疗带下病的经验穴。

2.刺灸方法　治疗带下病应针灸并用，虚补实泻。特别是小腹部及腰骶部穴位重用灸法，可补益肾气，温暖下焦，除湿排毒，固摄带脉。

滞　产

[概述]

滞产即为难产，是指妊娠足月，临产时胎儿不能顺利娩出，总产程超过24小时者。西医学称为"异常分娩"，多由子宫收缩异常（产力异常），骨盆、子宫下段、子宫颈、阴道发育异常（产道异常），胎位异常或胎儿发育异常等情况所致。

中医学认为，滞产的发生有虚、实两种因素。虚主要是因气血虚弱；实主要是因气滞血瘀。但无论因虚因实，均能影响胞宫的正常收缩活动，而致难产。

附：胞衣不下

胞衣不下即指胎盘滞留。胎儿娩出后，经较长时间胎盘不能娩出，称"胞衣不下"，古又称"息胞"。胞衣不下的发病机制，主要责之气血运行不畅，胞宫收缩活动力减弱，不能促使胞衣排出。导致气血运行不畅、胞衣不下的原因，大致可分为气虚和血瘀两种。

〔新安医家论滞产诊治〕

（1）张文仲灸妇人横产，手先出，诸般符药不捷，灸妇人右脚小趾头尖头三壮，炷如小麦大，下火立产。（《医说·卷二·灸难产》）

（2）产难横生：三阴交、合谷。（《神灸经纶·卷之四·妇人诸病灸治》）

（3）一治横逆难产，危在顷刻，符药不灵者，灸至阴穴三壮，炷如小麦，下火立产，其效如神（穴在右脚小趾爪甲外侧尖上）。（《神灸经纶·卷之四·妇人诸病灸治》）

（4）胞衣不下：三阴交（此穴同合谷针之下胎最速）、昆仑。（《神灸经纶·卷之四·妇人诸病灸治》）

〔评述〕

1.处方选穴　滞产因虚者治宜补养气血，益气催产；因滞者治宜理气行血，调气催产。因胎儿尚未娩出，故禁用腹部及腰骶部穴位。《神灸经纶·卷之四·妇人诸病灸治》中宗《针灸大成》治疗难产，补合谷、泻三阴交之法，取三阴交配合谷，理气行血，是为催产之要穴效穴；至阴是足太阳膀胱经的井穴，亦为催产之经验效穴，今人除了常用之治疗滞产外，还多用艾条温灸此穴，矫治胎位不正，此法亦见于《医说·卷二·灸难产》；足太阳膀胱经经穴昆仑，因其有通经血、催难产之效，各家医著均载明孕妇禁用，经期慎用。实为治疗难产之必选穴，诸穴合用，可助胎儿顺利娩出。若胎儿已经顺利娩出，但胞衣不下，除了可用上述穴外，还可加用腹部、腰骶部穴，以加强温经祛瘀，益气止血的功效，以促进子宫收缩，使胎盘得以顺利娩出。现代研究亦证实针刺或艾灸上述诸穴，有促进子宫节律性收缩的作用，即可催产促胞，又能止血止痛，实为产科要穴效穴。

2.刺灸方法　治疗滞产及胞衣不下可针灸并用，补合谷、泻三阴交，至阴穴用小艾炷直接灸或用艾条温和悬灸。

滞产及胞衣不下均为产科疾病，新安医家运用针灸疗法催产。现今临床上述方法仍可作为辅助治疗方法，用于催产及促进胞衣娩出。今人常选上述诸穴，采用催产素或普鲁卡因等药物行穴位注射，以减少产妇分娩时难产和胎盘滞留，并能止血止痛。

不孕症

〔概述〕

不孕症系指育龄妇女在与配偶同居2年以上，配偶生殖功能正常，未采取避孕措施而不受孕；或曾有孕育史，又连续2年以上未再受孕者。前者称"原发性不孕症"，后者称继发性不孕症"。中医学称为"绝嗣""绝嗣不生""全不产""断续"。先天肾虚胞寒、冲任血虚、气滞血瘀、痰湿阻滞等均可导致不孕。《神灸经纶·卷之四·妇人证略》亦指出"妇人不孕多因七情所伤，致使血衰气盛，经水不调，或前或后，或多或少，或色淡如水，或紫如血块，或崩漏带下，或肚腹疼痛，或子宫虚冷，皆不能受孕。《经》云：冲为血海，任主胞胎，二经受病，其在女子为不孕。故凡女子之孕育，以血为主，血不能自生，而又以气为主。欲求种子之法，亦惟以培补命门，顾惜阳气，清心寡欲，使气血充和，不求子而得子，乃天地自然之道也"。

临床排除男方不育和女方自身生殖系统器质性病变等因素，女性在与配偶同居并未避孕的情况下2年未孕。伴有月经不调或痛经、闭经等。临床辨证分型有肾虚胞寒、冲任血虚、气滞血瘀、痰湿阻滞等。

[新安医家论不孕症诊治]

（1）涌泉无孕须怀子。（《扁鹊神应针灸玉龙经·针灸歌二首》）

（2）脐下二寸名石门，针灸令人绝子女。（《扁鹊神应针灸玉龙经·针灸歌二首》）

（3）不孕：三阴交、血海、气海、命门、肾俞、中极、关元、阴廉、然谷、照海、胞门（在关元左边二寸，子藏门塞不受精，妊娠不成）、气门（在关元旁三寸）。（《神灸经纶·卷之四·妇人诸病灸治》）

（4）一法灸神阙，先以净干盐填脐中，灸七壮。后去盐换川椒二十一粒上，以姜片盖定，又灸十四壮，灸毕，即用膏贴之，艾炷须如指大，长五六分许。（《神灸经纶·卷之四·妇人诸病灸治》）

（5）胎屡堕：命门、肾俞、中极、交信、然谷。（《神灸经纶·卷之四·妇人诸病灸治》）

[评述]

1.处方选穴

（1）取穴配伍特点　治疗不孕一症，首当分清虚实，调摄胞宫，疏调冲任。同时，虚者治宜温肾填精，补益冲任；实者治宜疏肝解郁，化痰除湿。使气血调和，月事有常，则能摄精成孕。取穴以任脉、督脉、足三阴及足阳明经穴为主。上方中用任脉与足三阴经之交会穴关元、中极，补益精血，调理冲任；脾经三阴交穴，通于任脉和肝、肾诸经，既能健脾化湿导滞，又能疏肝理气行瘀，还能补益肾阴、肾阳，调和冲任气血，实为治疗妇科疾患之要穴效穴；更用奇穴胞门，《神灸经纶》载其穴在"关元左边二寸"，主治"子藏门塞不受精，妊娠不成"，气门穴在"关元旁三寸"，两穴皆位于脐下小腹部，邻近胞宫针之灸之皆可促进气血运行，调经助孕。还可用肾经然谷、照海、涌泉等穴滋阴补肾填精，诸穴合用，补益先天之本，调理后天之气，故能促成胎孕。

（2）辨证加减：肾虚胞寒致不孕者可加命门、肾俞、神阙，温补肾阳，暖宫祛寒；冲任血虚致不孕者可加血海、气海，益气补血，充养胞脉；气滞血瘀致不孕者可加血海等穴，行气活血。

2.刺灸方法　针灸并用，《神灸经纶》详细记载了灸神阙的方法，要求"先以净干盐填脐中,灸七壮。后去盐,换川椒二十一粒,上以姜片盖定,又灸十四壮,灸毕,即用膏贴之,艾炷须如指大,长五六分许"。此法不仅用于治疗不孕,凡妇科疾患中属肾虚胞寒者用之皆有奇效。

第三节 外科、五官科病证

📢 导学

本节介绍了新安医家对外科、五官科常见病证的针灸治疗方法。通过学习,要求了解新安医家治疗外科、五官科常见病证的取穴特点和刺灸特色,重点了解新安医家在疔疮、咽喉肿痛等病证方面的特色治疗方法,包括取穴配伍特点、辨证加减及各种刺灸方法的运用。

疔 疮

〔概述〕

疔疮是一种外科常见的急性化脓性疾病,因其初起形小根深,坚硬如钉,故名。根据其发病部位和形状的不同而有不同的名称。如生于人中部位的"人中疔"、生于颏部的"承浆疔"、生于迎香穴附近的"迎香疔"、生于口唇部的"唇疔"、生于指甲旁的"蛇眼疔"、生于掌心的"托盘疔"、生于足心的"涌泉疔"、发于四肢呈红丝显露的"红丝疔"等。相当于西医学的颜面、手足的疖、痈、急性甲沟炎、急性淋巴管炎。

中医学认为本病常因恣食膏粱厚味、醇酒辛辣,脏腑火毒积热结聚;或感受火热之邪、昆虫叮咬、抓破皮肤,复经感染毒邪,蕴蒸肌肤,以致火热之毒结聚于肌肤,经络气血凝滞而成。

临床以患处皮肤粟米样红疖,根深坚硬,状如钉头且红肿热痛为主症。临床辨证分为火毒炽盛和火毒入营。

〔新安医家论疔疮诊治〕

(1)一人足患作痒,恶寒呕吐,时发昏乱,脉浮数,明灸二十余壮始痛,以夺命丹一服,肿起,更以荆防败毒散而愈。(《外科理例·卷四·疔疮一百零九》)

(2)一人脚面生疔,形虽如粟,其毒甚大,宜峻利之药攻之。因其怯弱,以隔蒜灸五十余壮,痒止再灸,片时知痛,更贴膏药,再以人参败毒散一服渐愈。(《外科理例·卷四·疔疮一百零九》)

(3)疔毒甚者,痛则灸至不痛,不痛则灸至痛,亦无不愈。(《外科理例·卷一·灸法总论四十八》)

(4)疔疮:用大蒜烂捣成膏,涂疔四围,留疮顶以艾炷灸之,以爆为度,如不爆难愈。宜多灸至百余壮,无不愈者。(《神灸经纶·卷之四·外科诸病灸治》)

(5)鼻疔:生于鼻内,痛引脑门,不能运气(牙闭不开,鼻大如瓶,色黑者不治)。腕骨(穴在掌末侧陷中,灸七壮,炷如绿豆大)。(《神灸经纶·卷之四·外科诸病灸治》)

（6）黑疗：生耳中赤肿连腮。后溪（穴在手小指外侧本节后捏拳横纹尽处，灸七壮）。（《神灸经纶·卷之四·外科诸病灸治》）

（7）颊疗：生面颊骨尖高处，发时寒战咬牙，口不能开。外关。（《神灸经纶·卷之四·外科诸病灸治》）

（8）注节疗：生指节缝中，肿痛连肘臂。合谷。（《神灸经纶·卷之四·外科诸病灸治》）

（9）合谷疗：一名虎口发，有小黑泡起大指节尾中。内关、间使。（《神灸经纶·卷之四·外科诸病灸治》）

[评述]

1.处方选穴

（1）取穴配伍特点　疗疮为外科险症之一，总由火热之毒为病。故治宜清热解毒、消肿止痛。取穴以手足三阳经穴为主，采用局部选穴与循经远取相配伍。上方中选用阿是穴，疏通局部气血，清泻局部火毒，是为主穴。

（2）辨证加减　生于鼻内，痛引脑门者为鼻疗，加用手太阳小肠经原穴腕骨；生于耳中赤肿连腮者为黑疗，加用手太阳小肠经输木穴，及脉气通于督脉之八脉交会穴后溪；生于面颊骨尖高处者为颊疗，加用手少阳三焦经络穴，及脉气通于阳维脉之八脉交会穴外关；生于指节缝中，肿痛连肘臂者为注节疗，加用手阳明大肠经原穴合谷；有小黑泡起大指节尾中者为合谷疗，一名虎口发，加用手厥阴心包经络穴，及脉气通于阴维脉之八脉交会穴内关、手厥阴心包经经穴间使。

2.刺灸方法　阿是穴即为疗疮处，《神灸经纶》中载"用大蒜烂捣成膏，涂疗四围，留疮顶以艾炷灸之，以爆为度，如不爆难愈。宜多灸至百余壮，无不愈者"。用隔蒜灸治疗疗疮，大蒜本身有杀菌消炎的功效，艾灸具有行气活血、消瘀散结的作用。气为血之帅，血随气行，气得温则行，气行则血亦行。灸治能使气机通调，营卫和畅，故瘀结自散。

痔　疮

[概述]

凡是直肠末段黏膜下和肛管皮下的静脉丛瘀血，发生扩大和曲张所形成的柔软静脉团都称为"痔"，是最常见的肛肠疾病，中医学认为本病多因脏腑本虚，兼久坐久立，负重远行；或饮食失调，嗜食辛辣肥甘；或长期便秘、泻痢；或劳倦、胎产等均可导致肛肠气血不调，络脉瘀滞，蕴生湿热而成痔疾。《神灸经纶·卷之四·二阴证略》亦认为"痔瘘多由酒色过度，湿热充乎脏腑，溢于经络，下坠谷道之左右，冲突为痔，久不瘥，变为瘘也。《内经》所谓因而饱食，经脉横解，肠澼为痔。又谓少阴之复为痔。又督脉生病癃痔。巢氏有五痔之论，谓肛边生鼠，突出在外，时时出脓血，牡痔也。肛边肿，生疮而出血者，牝痔也。肛边生疮痒而复痛出血者，脉痔也。肛边肿核，痛发寒热而血出者，肠痔也。因便而清血随出者，血痔也。又有酒痔，肛边生疮，亦有血出。有气痔，大便难而血出，肛亦出外，良久不收。诸痔皆由气血劳损，久成痔漏。至若溃出黄水，则又为湿热矣"。

临床根据痔核的位置可分为内痔、外痔、混合痔三种。生于齿线以上者为内痔；生于齿线以下者为外痔；内、外痔兼有者为混合痔。临床以内痔为多。以便血、痔核脱出、疼痛、瘙痒为主症。临床辨证分为气滞血瘀、湿热瘀滞、脾虚气陷。

〔新安医家论痔疮诊治〕

（1）九般痔疾最伤人，穴在承山妙如神。纵饶大痛呻吟者，一刺长强绝病根。

承山：在仆参上八寸，腿肚下分肉间。

长强：在二十一椎下，尾闾大骨当中是穴。针一寸，大痛方是穴。灸二七壮，泻之。又治痃劳。（《扁鹊神应针灸玉龙经·一百二十穴玉龙歌·痔瘘》）

（2）承山主针诸痔瘘，亦治寒冷转筋灵。（《医宗金鉴·刺灸心法要诀·卷八十五·足部主病针灸要穴歌》）

（3）肠风诸痔灸最良，十四椎下奇穴乡，各开一寸宜多灸，年深久痔效非常。（《医宗金鉴·刺灸心法要诀·卷八十六·灸肠风穴歌》）

（4）痔瘘之疾亦可憎，里急后重最难禁，或疼或痒或下血，二白穴从掌后寻。

二白：穴在掌后横纹上四寸，两穴相对，内穴在两筋中间，外穴在大筋外。禁刺，可灸二七壮。应穴承山。（《针方六集·兼罗集·痔瘘》）

（5）痔瘘灸命门、肾俞、长强（五痔便血最效灸随年壮）、三阴交（痔血）、承山（久痔）、阳谷、太白，凡痔疾肿大热甚者，先以槐柳枝煎汤乘热熏洗过后用壮盛男子篦下头垢，捏成小饼约浓一分，置痔上，又切独蒜片浓如钱者置垢上，用艾灸二七壮或三七壮无不消散，又法单用生姜切薄片放痔痛处，用艾炷于姜上灸三壮，黄水即出自消散矣，若有二三个者根据前逐个灸之神效。（《神灸经纶·卷之四·二阴症治》）

（6）肠风：奇穴，其穴在脊之十四椎下旁，各开一寸，年深诸痔，灸之最效。（《神灸经纶·卷之三·身部证治》）

〔评述〕

1. 处方选穴

（1）取穴配伍特点　痔疮一病，治疗时首当分清虚实，虚证总因气虚下陷所致，治宜健脾益气，升阳举陷；实证多因气滞血瘀或湿热瘀滞所致，治宜行气活血，清热利湿。但日久亦有虚中夹实，虚实兼夹，本虚标实者，辨证施治时应予全面考虑。取穴以督脉、足太阳经穴为主。上方中采用督脉络穴长强，为局部取穴，以疏导肛门瘀滞之气血；足太阳经别分支别入于肛门，故取足太阳经之承山穴，清泄肛肠湿热，消肿止痛；二白穴为经外奇穴，是治疗痔疮的经验效穴，亦为新安医家所常用，《扁鹊神应针灸玉龙经·一百二十穴玉龙歌·痔瘘》篇中详细记载了二白穴的定位及取穴方法。此外，《神灸经纶·卷之三·中身部证治》中还选用"奇穴，其穴在脊之十四椎下旁，各开一寸，年深诸痔，灸之最效"。

（2）辨证加减　脾虚气陷者可加命门、肾俞、三阴交、太白等穴，补肾健脾，益气升阳；气滞血瘀或湿热瘀滞者可加手太阳小肠经经穴阳谷穴，清热泻火，还可艾灸阿是穴，消散局部瘀滞。

2.刺灸方法　治疗痔疮，局部穴以艾灸为主，远部穴以针刺为主。《神灸经纶·卷之四·二阴症治》中记述了"更宜于东垣方论求之。秘传痔漏隔矾灸法：皂矾一斤，用新瓦一片，两头用泥作一坝，先以香油刷瓦上，焙干，却以皂矾置瓦上煅枯为末，穿山甲一钱，入紫罐内煅存性为末，木鳖子亦如前法煅过，取末二钱五分，乳香、没药各一钱五分，另研。上药和匀，冷水调，量大小作饼子，贴疮上。用艾炷灸三四壮，灸毕就用熏洗药先熏后洗，日六，三五日后，如前法再灸，以瘥为度。熏洗方：皂矾如前制过，约手规二把，知母末一两，贝母末一两，葱七茎，先用水煎葱三四沸，倾入瓶内，再入煎药，令患者坐瓶口上熏之，待水温，倾一半洗患处，留一半俟再灸复热熏洗，以瘥为度"及"凡痔疾肿大热甚者，先以槐柳枝煎汤乘热熏洗过后用壮盛男子篦下头垢，捏成小饼约浓一分，置痔上，又切独蒜片浓如钱者置垢上，用艾灸二七壮或三七壮无不消散，又法单用生姜切薄片放痔痛处用艾炷于姜上灸三壮，黄水即出自消散矣，若有二三个者根据前逐个灸之神效"。

落　枕

[**概述**]

落枕是指患者颈项部强痛、活动受限的一种疾病。又称"失枕""失颈"。主要由项部肌肉感受寒邪或长时间过分牵拉而发生痉挛所致。多见于成年人，中、老年患者落枕往往是颈椎病变的反应，且易反复发作。中医学认为本病多由睡眠姿势不当，或枕头高低不适，引起颈部气血不和，筋脉拘急而致病。也可由颈部扭伤或风寒侵袭项背，局部经气不调而致。

一般多在早晨起床后，突感一侧颈项强痛，不能俯仰转侧。疼痛可向同侧肩背及上肢扩散。检查时，局部肌肉痉挛、压痛明显，但无红肿。若痛在项背，头部俯仰受限，项背部压痛明显者，病变以督脉、太阳经为主；若痛在颈、臂，颈部不能左右回顾和向两侧偏斜，颈的侧部压痛明显者，病变以少阳经为主。临床辨证分为风寒痹阻，劳伤血瘀，肝肾亏虚。

[**新安医家论落枕诊治**]

（1）挫枕项强，不能回顾：少商、承浆、后溪、委中。（《扁鹊神应针灸玉龙经·磐石金直刺秘传》）

（2）项强天井及天柱。（《扁鹊神应针灸玉龙经·针灸歌二首》）

（3）项强兼头四顾难，牙疼并作不能宽。先向承浆明补泻，后针风府实时安。

承浆：在唇下宛宛中。直针三分，可灸七壮，泻之。

风府：在项后入发际一寸，两筋间，言语则起，不言语则陷下处是穴。针三分，不可深，深则令人哑噤。（《扁鹊神应针灸玉龙经·一百二十穴玉龙歌·头项强痛》）

（4）风伤项急风府寻，头眩风池吾语汝。（《扁鹊神应针灸玉龙经·针灸歌二首》）

（5）承浆偏疗项难举。（《扁鹊神应针灸玉龙经·针灸歌二首》）

（6）头强项硬刺后溪，欲知秘诀谁堪侣？此法传从窦太师，后人行知踏规矩。（《扁鹊神应针灸玉龙经·针灸歌二首》）

[评述]

1. 处方选穴　取穴应以督脉及局部穴为主。上方中局部选用风池、风府，疏调局部气血；后溪、天柱分别为手足太阳经腧穴，后溪又是八脉交会穴，其脉气与督脉相通，两穴配伍可疏调太阳、督脉经气，通络止痛。在金元时期医家窦汉卿所著的《针经指南》中，窦氏善用八脉八穴治疗疾病，故《扁鹊神应针灸玉龙经·针灸歌二首》指出"头强项硬刺后溪，欲知秘诀谁堪侣？此法传从窦太师，后人行知踏规矩"；新安医家还多用督脉承浆穴治疗本病，《扁鹊神应针灸玉龙经·磐石金直刺秘传》《扁鹊神应针灸玉龙经·针灸歌二首》中均有记载，特别是《扁鹊神应针灸玉龙经·一百二十六穴玉龙歌·头项强痛》中明确提出"项强兼头四顾难，牙疼并作不能宽。先向承浆明补泻，后针风府实时安"前取承浆，后配风府，前后配穴，以疏调颈项部气血。

2. 刺灸方法　本病多采用针灸并用，先针后灸，以泻法为主。

咽喉肿痛

[概述]

咽喉肿痛又称喉痹、乳蛾、急慢喉风等，相当于西医学的急性咽炎、急性喉炎、扁桃体炎、扁桃体周围脓肿等。

中医学认为咽喉为肺、胃所属，咽接食管而通于胃，喉连气管而通于肺。如因风热犯肺，热邪熏灼肺系，或因过食辛辣煎炒，引动胃火上蒸，津液受灼，煎炼成痰，痰火蕴结，皆可导致咽喉肿痛。此外，肾阴亏耗，阴液不能上润咽喉，虚火上炎，灼于咽喉，亦可引起本病。本病常因外感风热或食辛辣香燥之品而诱发反复。《神灸经纶·卷之三·首部证略》认为"喉主纳气，气从金化，变动为燥，燥则涩，涩则闭塞而不仁，故在喉谓之痹。咽主纳食，气从土化，变动为湿，湿则泥，泥则壅胀而不通，故在咽谓之肿。痹者，喉中不通，言语不出，而天气闭塞也。肿痛者不能纳唾与食，而地气闭塞也。喉癣多虚火游行无制，阴气大虚，阳气飞越，虚损人见此，为海枯津竭，甚乃危候"。临床辨证分为风热证、实热证、虚热证。

[新安医家论咽喉肿痛诊治]

（1）双乳蛾：少商、委中。（《扁鹊神应针灸玉龙经·磐石金直刺秘传》）

（2）缠喉风：少商（灸）。（《扁鹊神应针灸玉龙经·磐石金直刺秘传》）

（3）喉闭：少泽、中冲、委中。（《扁鹊神应针灸玉龙经·磐石金直刺秘传》）

（4）急喉闭，舌根强痛，言语不能：少商、三里、合谷（泻）。（《扁鹊神应针灸玉龙经·磐石金直刺秘传》）

（5）乳蛾之症更稀奇，急用金针病可医。若使迟延难整治，少商出血始相宜。

少商：在大指甲边内侧端，去爪甲如韭叶。针入一分，沿皮向后三分，泻之，三棱针出血。（《扁鹊神应针灸玉龙经·一百二十穴玉龙歌·乳蛾》）

（6）必准者，取照海治喉中之闭塞。（《扁鹊神应针灸玉龙经·注解标幽赋》）

（7）喉闭失音并呕血，细寻天突宜无偏。（《扁鹊神应针灸玉龙经·针灸歌二首》）

（8）照海能于喉闭用。（《扁鹊神应针灸玉龙经·针灸歌二首》）

（9）一人咽喉肿秘，牙关紧急，针不能入，先刺少商二穴出黑血，口即开，更针患处，饮清咽利膈散一剂而愈。（《外科理例·卷六·咽喉一百二十三》）

（10）液门主治喉龈肿，手臂红肿出血灵，又治耳聋难得睡，刺入三分补自宁。（《医宗金鉴·刺灸心法要诀·卷八十五·手部主病针灸要穴歌》）

（11）窍阴……痈疽头痛耳聋病，喉痹舌强不能言。（《医宗金鉴·刺灸心法要诀·卷八十五·足部主病针灸要穴歌》）

（12）咽喉肿痛灸阳溪、少海、液门三壮。（《神灸经纶·卷之三·首部诸病灸治》）

（13）喉痹喉癣灸通里、然谷、厉兑、窍阴。（《神灸经纶·卷之三·首部诸病灸治》）

（14）喉风诸症……宜以针法开导经络，使气血通利，风痰自解，热邪外出……凡临诸症先从少商、少冲、合谷，以男左女右，各根据针法刺之。若病重者，再从囟会、前顶、百会、后顶、风府、颊车、风池，诸穴针之。留肩井、尺泽、曲泽、小海、少海、商阳、中冲、照海、足三里、隐白诸穴。（《重楼玉钥·卷下·喉风针诀》）

［评述］

1.处方选穴　本病病位在咽喉，涉及肺胃肝肾等脏腑。病因病机是由于风、热、阴虚等使风热、虚火上扰咽喉所致，故治宜疏风清热、滋阴降火，以清利咽喉。取穴以手太阴、手足阳明及足少阴经穴为主。其取穴配伍的特点是局部选用天突穴，清咽利喉；少商为手太阴肺经井穴，用三棱针点刺出血，清热利咽、消肿止痛作用显著，与其表里经手阳明大肠经经穴阳溪配伍，加强了疏风清热、清利咽喉的功效；更辅以手阳明经原穴合谷、足阳明经井穴厉兑，清泄肺胃积热。诸穴合用，共同发挥清热泻火、消肿止痛的作用。除上述主穴外，还可选取少泽、中冲，助少商清热利咽；足三里助厉兑通腑泄热；若为虚火上炎者还可加用肾经荥穴然谷、肾经与阴跷脉脉气会通的八脉交会穴照海，滋阴降火利咽。

新安郑氏为中医喉科世家，梅涧先生著《重楼玉钥》，是我国最早的喉科针灸专著。其治疗喉证，常选用穴位主要有风府、风池、囟会、百会、前顶、后顶、少商、少冲、合谷、商阳、后溪、风池等。其中以督脉穴最多，乃因风为阳邪，督脉督于阳之故；其次为手太阴、阳明经腧穴，则因风邪上受，首先犯肺，针之可疏风散邪、导邪外出的缘故。少冲为手少阴心经穴，与手太阴肺经穴少商相配，能清泄心肺之邪热，使其能循经外泄；取手阳明大肠经穴合谷与少商同用为表里相配，促使肺胃之热从大肠而泄；取胆经风池能祛风散热，解毒消肿；取手太阳小肠经穴后溪与少冲同用以清心泻火，使邪热由小肠排泄，配伍严密，自有"一针定乾坤"之妙。

2.刺灸方法　咽喉肿痛可针灸并用，还可结合三棱针刺络及郑氏所创之"气针""破皮针"等法。所谓"破皮针"，是用针刀刺破皮肤以治疗喉证的一种针法。操作方法主要有以下三种：一是刀切法，如"重腭风""合架风"等；二是针刺法，如"悬痈风""驴嘴风"等；三是针挑法，如"爆骨搜牙风"等。使用"破皮针"应注意：第一刺宜浅，如"双燕口风""双搭颊风"均提到不可深刺；第二强调放血，郑氏认为，出血不仅能增强疗效，且能判断预后。第三禁忌证，"鱼口风"初起，红赤作痒，起小黄泡者，不可妄针挑破；"双缠风"日久者不用，"坐舌莲花风"中有一瓣尖者不用；"夺食风"在喉内者不用针刀挑破等。此外有些病证不宜用"破皮针"者，可用"气针"治疗，"气针"的主要作用是通过"调气"和选用十四经气穴来实现的，与"破皮针"之放血和用阿是穴者有所不同。

郑氏在应用针灸治疗喉科疾病方面，还有不少临床特点。如叉喉风、缠喉风、斗底风，用天突、廉泉、后顶、风府、风池、合谷、商阳、中冲、少泽、少商、然谷、照海、三阴交、足三里；双单乳蛾、燕口风，用后溪、中冲、少商、合谷、风池；牙关紧闭、口眼歪斜、爆骨搜牙风、悬瘫风，用颊车、承浆、合谷、鱼际、足三里，均为经验处方。特别是有的穴位还不见于其他文献，如"鱼口风"一节，"唇上直痛入骨连顿俱痛不可忍，可针鼻角""若上唇赤肿直长出者，名龙唇发，可针两鼻角"等，乃是郑氏独到之处。有的病证，郑氏也用灸火治疗。如"落架风"，认为宜灸不宜针，用隔姜灸颊车可断根；又如卷上"喉风诸方"载的"火刺仙方"，谓"治一切喉痹……命在顷刻者……法用巴豆油涂纸上，捻作条子，火上点着，烟起即吹灭，令病人张口，急刺于喉间，俄然吐出紫血，即时气宽能言……盖热则宣通……又以火散结，以巴泻热邪"乃属热因热用法，这种奇妙的用火灼刺法，亦为郑氏独创。

思考题

1. 中风的主症有哪些？如何鉴别诊断？
2. 新安医家治疗中风处方取穴有何特点？刺灸方法有何特色？
3. 痹证的病因病机是什么？可分为哪几型？
4. 新安医家治疗痹证的处方取穴有何特点？刺灸方法有何特色？
5. 《神灸经纶》中治疗不孕症的取穴和刺灸方法有何特点？
6. 《扁鹊神应针灸玉龙经·针灸歌二首》中记载的针灸石门穴可致妇人不孕是否有科学依据？
7. 新安医家治疗喉痹的处方选穴有何特点？
8. 从刺灸法方面简述《重楼玉钥》治疗喉证的特色。
9. 简述新安医家治疗疗疮的方法。

附录　新安医家针灸医论医案选读

一、新安医家针灸医论选读

（一）王国瑞

扁鹊授我玉龙歌，玉龙一试疼沉疴。玉龙之歌世罕得，研精心手无差讹。
吾今歌此玉龙歌，玉龙一百二十穴，行针殊绝妙无比，但恐时人自差别。
补泻分明指下施，金针一刺显良医。伛者立伸患者起，从此名驰湖海知。
曲池补，人中泻；风池补，绝骨泻。

——摘自《扁鹊神应针灸玉龙经·一百二十穴玉龙歌》

中风不语最难医，顶门发际亦堪施。百会穴中明补泻，实时苏醒免灾危。
顶门：即囟会穴，上星后一寸。禁不可刺，灸七壮，针泻之。
百会：顶中央旋毛中，取眉间印堂至发际折中是穴。针一分许。中风，先补后泻，多
补少泻。灸七壮，无补。

——摘自《扁鹊神应针灸玉龙经·一百二十穴玉龙歌》

中风口眼致喝斜，须疗地仓连颊车。喝左泻右依师语，喝右泻左莫教差。
地仓：在口旁直缝带路下，针一分。
颊车：在耳后坠下三分。沿皮向下透地仓一寸半，灸二七壮。

——摘自《扁鹊神应针灸玉龙经·一百二十穴玉龙歌》

头昏呕吐眼昏花，穴在神庭刺不差，子女惊风皆可治，印堂刺入艾来加。
神庭：在鼻直上入发际五分。针三寸，先补后泻，泻多补少。
印堂：在两眉间宛宛中。针一分，沿皮先透左攒竹，补泻后转归原穴；退右攒竹，依
上补泻，可灸七壮。小儿惊风，灸七壮，大哭者为效，不哭者难治。随症急慢补泻，急者
慢补，慢者急泻，通神之穴也。

——摘自《扁鹊神应针灸玉龙经·一百二十穴玉龙歌》

头风偏正最难医，丝竹金针亦可施，更要沿皮透率谷，一针两穴世间稀。
丝竹：在眉后入发际陷中。沿皮向后透率谷，在耳尖上一寸。针三分，灸七壮。开口
刺，痛则泻，眩晕则补。

——摘自《扁鹊神应针灸玉龙经·一百二十穴玉龙歌》

穴法浅深随指中，砭焫尤加显妙功。劝君要治诸般病，何不专心记玉龙。
圣人授此玉龙歌，补泻分明切莫差。祖师定穴通神妙，说与良医慎重加。
承浆应风府，风池应合谷，迎香应上星，翳风应合谷，听会应合谷，哑门应人中，攒
竹应太阳，太阴应合谷、睛明，内迎香应合谷，人中应委中，肾俞应委中，髋骨应风市，
足三里应膏肓，肩井应足三里，阳陵泉应支沟，昆仑应命门，昆仑应行间，申脉应合谷，

太冲应昆仑，髋骨应曲池，肩井应支沟，尺泽应曲池，肩髃应髋骨，间使应百劳，关冲应支沟，中渚应人中，少冲应上星，后溪应百劳，神门应后溪，通里应心俞，百劳应肺俞，膏肓应足三里，风门应列缺，照海应昆仑，鸠尾应神门，中极应白环俞，天枢应脾俞。

——摘自《扁鹊神应针灸玉龙经·穴法歌·穴法相应三十七穴》

中风半身不遂，左瘫右痪，先于无病手足针，宜补不宜泻；次针其有病足手，宜泻不宜补：合谷一、手三里二、曲池三、肩井四、环跳五、血海六、阳陵泉七、阴陵泉八、足三里九、绝骨十、昆仑十一。

风毒瘾疹，遍身搔痒，抓破成疮：曲池（灸，针泻）绝骨（灸，针泻）委中（出血）。

——摘自《扁鹊神应针灸玉龙经·磐石金直刺秘传》

（二）汪机

客有过余者，坐间语及针灸，盛称姑苏之凌汉章、六合之李千户者，皆能驰名两京，延誉数郡，舍此他无闻焉。余曰：休歙有商于彼者，亦尝从之游而授其业矣，因得闻其详焉。语凌则曰：熟于穴法，凡所点穴，不必揣按，虽隔衣针，亦每中其穴也。语李则曰：用意精专，凡所用穴，必须折量，以墨点记，方敢始下针也。余尝论之，凌则尚乎简略，李则尚乎谨密。取穴之法，简略者终不及谨密者之的确也。但《素》《难》所论针灸，必须察脉以审其病之在经、在络；又须候气以察其邪之已至、未来。不知二家之术，亦皆本于《素》《难》否乎？客曰：皆非吾之所知也。余因有感，乃取《灵枢》《素》《难》及诸家针灸之书，穷搜博览，遇有论及针灸者，日逐笔录，积之盈箧，不忍废弃，因复序次其说，设为问难以著明之。遂用装潢成帖，名曰《针灸问对》，以便老景之检阅焉，庶或亦有补于针灸之万一也。后之精于此者，尚惟改而正之。幸甚！

嘉靖庚寅冬长至日祁门朴墅汪机省之序

——摘自《针灸问对·叙》

或曰：病有在气分者，在血分者，不知针家亦分气与血否？

曰：气分血分之病，针家亦所当知。病在气分，游行不定；病在血分，沉著不移。以积块言之，腹中或上或下，或有或无者，是气分也；或在两胁，或在心下，或在脐上下左右，一定不移，以渐而长者，是血分也。以病风言之，或左足移于右足，或右手移于左手，移动不常者，气分也；或常在左足，或偏在右手，著而不走者，血分也。凡病莫不皆然。须知在气分者，上有病，下取之；下有病，上取之；在左取右；在右取左；在血分者，随其血之所在，应病取之。苟或血病泻气，气病泻血，是谓诛伐无过，咎将谁归？

或曰：针家亦诊脉否？

经曰：凡将用针，必先诊脉，视气之剧易，乃可以治也。五脏之气已绝于内，言脉口气内绝不至。用针者，反实其外之病处，与阳经之合，有留针以致其阳气，阳气至，则内重竭，重竭必死，其死也，无气以动，故静。五脏之气已绝于外，（言脉口气外绝不至。）用针者，反实其内，取其四末之输，有留针以致其阴气，阴气至，则阳气反入，入则逆，逆则死，其死也，阴气有余，故躁。故曰：上工平气，中工乱脉，下工绝气危生。

机按：此言工不诊脉，妄行针刺，故不免于绝气危生。

——摘自《针灸问对·卷之上》

或曰：灸有补泻乎？

经曰：以火补者，无吹其火，须自灭也；以火泻者，疾吹其火，传其艾，须其火灭也。虞氏曰：灸法不问虚实寒热，悉令灸之，亦有补泻乎？曰：虚者灸之，使火气以助元气也；实者灸之，使实邪随火气而发散也；寒者灸之，使其气复温也；热者灸之，引郁热之气外发，火就燥之义也。

——摘自《针灸问对·卷之下》

肺寅大卯胃辰宫，脾巳心午小未中，申膀酉肾心包戌，亥三子胆丑肝通。此是经脉流注序，君当记取在心胸。甲胆乙肝丙小肠，丁心戊胃己脾乡，庚属大肠辛属肺，壬属膀胱癸肾藏，三焦亦向壬中寄，包络同归入癸方。

——摘自《针灸问对·卷之下·十二经纳支干歌》

禁针穴道要先明，脑户囟会及神庭，络却玉枕角孙穴，颅息承泣随承灵，神道灵台膻中忌，水分神阙并会阴，横骨气冲手五里，箕门承筋并青灵，更加臂上三阳络，二十二穴不可针。孕妇不宜针合谷，三阴交内亦同伦，石门针灸应须忌，女子终身无妊娠，外有云门并鸠尾，缺盆客主人莫深，肩井针时令闷倒，三里急补命还平。

——摘自《针灸问对·卷之下·禁针穴歌》

外科者，以其痈疽疮疡皆见于外，故以外科名之。然外科必本于内。知乎内，以求乎外，其如视诸掌乎。经曰：膏粱之变，足生大疗，由膏粱蕴毒于内而生也。又曰：荣气不从，逆于肉理，乃生痈肿，是痈肿由荣气逆于肉理之内而生也。有诸中，然后形诸外。治外遗内，所谓不揣其本而齐其末，殆必己误于人，己尚不知；人误于己，人亦不悟。呜呼！己虽不知，天必知之；人虽不悟，神必识之。异日明受天责，阴获神谴，不在于身，则在于子孙矣。予于是惧，因辑此书，名曰《外科理例》。盖其中古人所论治，无非理也。学者能仿其例而推广之于焉，而求古人不言之妙旨，庶几小不误己，大不误人，抑亦有补于将来矣。辑已成编，复得新甫薛先生《心法》《发挥》读之，观其论治，亦皆一本于理，而予窃喜暗与之合。于是复采其说参于其中，庶得以为全书，而学人无复有遗憾矣。是为序。

——摘自《外科理例·前序》

疮疡在外者引而拔之，在内者疏而下之，灼艾之功甚大。若毒气郁结，气血凝聚，轻者或可药散，重者药无全功。东垣云：若不针烙，则毒气无从而散，脓瘀无从而泄，过时不烙，反攻于内。故治毒者必用隔蒜灸，舍是而用苦寒之剂，其壮实内有火者或可，彼怯弱气寒，未有不败者也。又有毒气沉伏，或年高气弱，若服克伐之剂，气血愈虚，脓因不溃，必假火力以成功。

——摘自《外科理例·灸法总论四十八》

焮痛，或不痛，及麻木者，邪气盛也，隔蒜灸之。痛者灸至不痛，不痛者灸至痛，毒随火而散。再不痛者，须明灸（不隔蒜灸。）之。或用黄连解毒散之类。

——摘自《外科理例·背疽一百一十六》

（三）徐春甫

人身经脉十四，络脉十五，原穴十二，诚为一身枢要。纲维之大，不可以不熟会于胸中。

——摘自《古今医统大全·经穴发明·取穴尺寸图说》

夫所谓经者，以其气血流行之大经常而不息者。谓之脉者，以其血理分衺行体者而言也。谓之络者，本经之旁支而别出以联络于十二经者也。

——摘自《古今医统大全·经穴发明·经脉说》

少阳足经瞳子髎，四十三穴行迢迢。听会客主颔厌集，悬颅悬厘曲鬓翘。率谷天冲浮白次，窍阴完骨本神企。阳白临泣开目窗，正营承灵及脑空。风池肩井渊液长，辄筋日月京门当。带脉五枢维道续，居髎环跳下中渎。阳关阳道复阳交，外丘光明阳辅高。悬钟丘墟足临泣，地五侠溪窍阴毕。

——摘自《古今医统大全·经穴发明·足少阳胆经经穴歌》

用针者，必先察其经络之虚实，切而循之，按而弹之，视其应动者，乃复取之而下之。六经调者，谓之不病。虽病，谓之自已。

——摘自《古今医统大全·针灸直指·内经补泻》

《千金》云：凡言壮数者，若丁壮病根深笃，可倍于方数，老少赢弱可减半……视其病之轻重而用之，不可泥一说，而不通其变也。

——摘自《古今医统大全·针灸直指·壮数多少》

灸艾后，患者宜于静室谢事，饮食寒温，俱要适宜调养，正气复完，邪气自退，而病根除矣。

——摘自《古今医统大全·针灸直指·灸宜保养》

（四）吴崑

五门者，十二经井荥输经合也。脏腑之气由之开阖，若门户焉，故曰五门。以十二经分主日时，六十六穴周而复始，循环无已，故措举其义，谓之"子午流注"。当其时谓之开，非其时谓之阖。阳病用阳日阳时，阴病用阴日阴时，又有五行相生之义。因其功行一昼夜而始备，又谓之"大周天针法"。以之祛邪，无邪不去；以之调气，无气不调，实隆古之针方也。今以其成法述之如下。

——摘自《针方六集·开蒙集·五门针方说》

药有汗、有吐、有下，有温、有凉、有补；针亦能汗、能吐、能下，能温、能凉、能补。今须顿悟得破针理药理，何物使之若此，又何以更无二致，方入妙境。

——摘自《针方六集·旁通集·针药无二致》

药有气有味，有厚有薄，有升有降，有阴有阳，有入肝、入心、入脾、入肺、入肾之殊，为木、为火、为土、为金、为水之异；针有浮有沉，有疾有徐，有动有静，有进有退，有刺皮、刺脉、刺肉、刺筋、刺骨之殊，取井、取荥、取输、取经、取合之异。针药二途，理无二致。

——摘自《针方六集·旁通集·针药兼有》

58

病邪甚者，主以重剂，酌以大方；病邪微者，以平剂调之，药之正也。八法每以四针为主，以进退疾徐为轻重，亦针之正也。上古于轻邪小疾，用针犹有曲尽之妙。曰：病在皮肤无常处者，取以镵针于病所，镵针者，头大末锐，令无深入而阳气出也；病在分肉间者，取以圆针，圆针者，筒身圆末，其锋如卵，以泻肉分之气，令不得伤肌肉也；病在脉，少气，当补之以鍉针，鍉针者，身大末圆，如黍米之锐，令可以按脉勿陷，以致其气，使邪气独出，针于井荥分俞也。上古以此三针刺微邪小疾，曲尽其妙者也。学者潜心体念，自然有得，义与轻调缓淡之剂，殊途共辙。

——摘自《针方六集·旁通集·上古用针，曲尽其妙》

药家热者寒之，寒者热之，实者泻之，虚者补之，陷下者升之；针家热则疾之，寒则留之，实则迎之，虚则随之，陷下则灸之。针药异途，治则同也。

——摘自《针方六集·旁通集·针药同治》

用药病已，未久而复病者，再投之药；用针病已，未久而复病者，再施之针。

——摘自《针方六集·旁通集·针药再施》

（五）汪昂

古云：不熟十二经络，开口动手便错。如审病在某经，必用某经之药以治之，庶乎药病相当，成功可必。而不然者，病源莫辨，部分差讹，舍此有辜，伐彼无过，其不贻致邪失正之祸者，几希矣！《灵枢·经脉》一篇，为证治之纲领，奈其文句参差繁复，讽诵不易，记忆尤难，读者苦之。偶阅东垣《医宗起懦》书中有经络歌诀十二首，假为七言，以便诵习，良为尽善。第其中词句音韵，未尽谐畅，不揣愚瞽，僭为增润，复加奇经歌诀四首，补所未备。其经脉所行，病证所发，下为详注。使考者无烦钩索，读者不复聱牙，昔日蚕丛，今成坦道，适口爽心，讵不快欤！此医家必读之书，特为梓之，以公同好。

康熙三十三年岁次甲戌秋月，休宁八十老人汪昂题
——摘自《经络歌诀·自序》

任脉起于中极底，以上毛际循腹里，上于关元至咽喉，上颐循面入目是。

——摘自《经络歌诀·奇经八脉歌·任脉歌》

督起小腹骨中央，入系廷孔络阴器，合纂至后别绕臀，与巨阳络少阴比，
上股贯脊属肾行，上同太阳起内眦，上额交巅络脑间，下项循肩仍挟脊，
抵腰络肾循男茎，下纂亦与女子类，又从少腹贯脐中，贯心入喉颐及唇，
上系目下中央际，此为并任亦同冲，大抵三脉同一本，灵素言之每错综。
督病少腹冲心痛，不得前后冲疝攻，其在女子为不孕，嗌干遗溺及痔癃，
任病男疝女瘕带，冲病里急气逆冲。

——摘自《经络歌诀·奇经八脉歌·督脉歌》

（六）吴谦

九针因何而有名，原于天地大数生，始于一而终于九，天地人时音律星，
风野九九八十一，针应其数起黄钟，皮肉筋脉声阴阳，齿气九窍关节通。

——摘自《医宗金鉴·刺灸心法要诀·九针原始歌》

脏腑有病均宜刺，原络表里相随看，肺原太渊大偏历，大肠合谷列缺端，
脾原太白胃丰隆，胃脾冲阳公孙间，心原神门小支正，小心腕骨通里边，
肾原太溪傍飞阳，膀肾京骨大钟班，三焦阳池包内关，包原大陵焦外关，
胆原丘墟肝蠡沟，肝胆太冲光明闲。
肺经原络应刺病，胸胀溏泻小便频，洒淅寒热咳喘短，木痛皮肤肩缺盆。
大肠原络应刺病，大次不用肩臂疼，气满皮肤木不仁，面颊腮肿耳聋鸣。
脾经原络应刺病，重倦面黄舌强疼，腹满时痛吐或泻，善饥不食脾病明。
胃经原络应刺病，项膺股胻足跗疼，狂妄高歌弃衣走，恶闻烟火木音惊。
心经原络应刺病，消渴背腹引腰疼，眩仆咳吐下泄气，热烦好笑善忘惊。
小肠原络应刺病，颧颔耳肿苦寒热，肩臑肘臂内外廉，痛不能转腰似折。
肾经原络应刺病，大小腹痛大便难，脐下气逆脊背痛，唾血渴热两足寒。
膀胱原络应刺病，目脱泪出头项疼，脐突大小腹胀痛，按之尿难溲血脓。
三焦原络应刺病，小指次指如废同，目眦耳后喉肿痛，自汗肩臑内外疼。
心包原络应刺病，面红目赤笑不休，心中动热掌中热，胸腋臂手痛中求。
胆经原络应刺病，口苦胸胁痛不宁，髀膝外踝诸节痛，太息马刀侠瘿瘤。
肝经原络应刺病，头痛颊肿胁疝疼，妇人少腹胞中痛，便难溲淋怒色青。

——摘自《医宗金鉴·刺灸心法要诀·十二经表里原络总歌》

百会主治卒中风，兼治癫痫儿病惊，大肠下气脱肛病，提补诸阳气上升。
神庭主灸羊痫风，目眩头痛灸脑空，翳风专利耳聋病，兼刺瘰疬项下生。
上星通天主鼻渊，息肉痔塞灸能痊，兼治头风目诸疾，炷如小麦灼相安。
哑门风府只宜刺，中风舌缓不能言，颈项强急及瘛疭，头风百病与伤寒。
头维主刺头风疼，目痛如脱泪不明，禁灸随皮三分刺，兼刺攒竹更有功。
率谷酒伤吐痰眩，风池主治肺中寒，兼治偏正头疼痛，颊车落颊风自痊。
临泣主治鼻不通，眵䁾冷泪云翳生，惊痫反视卒暴厥，日晡发疟胁下疼。
水沟中风口不开，中恶癫痫口眼㖞，刺治风水头面肿，灸治儿风急慢灾。
承浆主治男七疝，女子瘕聚儿紧唇，偏风不遂刺之效，消渴牙疳灸功深。
迎香主刺鼻失臭，兼刺面痒若虫行，先补后泻三分刺，此穴须知禁火攻。
口眼㖞邪灸地仓，颊肿唇弛牙噤强，失音不语目不闭，瞤动视物目䀮䀮。
听会主治耳聋鸣，兼刺迎香功最灵，中风瘛疭㖞斜病，牙车脱臼齿根疼。
听宫主治耳聋鸣，睛明攒竹目昏蒙，迎风流泪眦痒痛，雀目攀睛白翳生。

——摘自《医宗金鉴·刺灸心法要诀·头部主病针灸要穴歌》

（七）吴亦鼎

粤稽古昔疗民疾病，有医药而无方。《素问》辨证论治，经络详明。《灵枢》多言针灸，温凉补泻，法密而用神。自秦汉以下，方书出而针灸之治鲜有传人。原针有九，视病之轻重虚实，用以手法，刺浅刺深，呼吸运动之间，须要医者与病人息息相通，方能愈病，非神而明之者，莫能窥其奥旨。灸法要在明证审穴，证不明，则无以知其病之在阳在

阴；穴不审，则多有误于伤气伤血。必精心体究，然后可收灸治之全功，而见愈病之神速也。凡人之血气精神，所以奉生而周于性命者也。气有阻逆，则阳脉不和，而神无所守；血有凝滞，则阴脉不和，而精日有亏。内伤于七情，外感于六气，皆足为气血病。灸者，温暖经络，宣通气血，使逆者得顺，滞者得行，诚前圣之妙用，而惠人于无穷也。且有风寒卒中，危在须臾，用药有所不及，灸得其要，立可回生，医家取效见功，莫过于此者。后人难于取穴，遂与针法并废而不究心，至病有可生而无生之之法，任其枉死，良可悲也。夫灸取于火，以火性热而至速，体柔而用刚，能消阴翳，走而不守，善入脏腑，取艾之辛香，作炷，能通十二经，入三阴，理气血，以治百病，效如反掌，学者不可不知也。

——摘自《神灸经纶·卷之一·说原》

凡物多用新鲜，惟艾取陈久者良。以艾性纯阳，新者气味辛烈，用以灸病，恐伤血脉。故必随时收蓄风干，净去尘垢，捣成熟艾，待三年之后，燥气解，性温和，方可取用。用时复以手细揉，坚团作炷，或大或小，临证随宜酌用，庶无有误。

——摘自《神灸经纶·卷之一·蓄艾》

灸法下火，宜用阳燧，火珠承日，取太阳之火，其次用线香火，或麻油灯、蜡烛火，以艾茎烧点于炷，艾润灸疮，至愈不痛也。其戛金击石，钻燧入木之火，皆不可用。邵子云：火无体，因物以为体。金石火伤神多汗，桑火伤肌肉，柘火伤气脉，枣火伤肉吐血，橘火伤营卫经络，榆火伤骨失志，竹火伤筋损目。《南齐书》载：武帝时有沙门从北齐赍赤火来，其火赤于常火而小，云以疗疾，贵贱争取之，灸至七炷多验。吴兴杨道庆，虚疾二十年，灸之即瘥，咸称为圣火，诏禁之不止，不知此火何物之火也。故灸病下火，最宜选慎。若急卒惊惶，取用竹木之火，非徒无益，而反有损。人以为灸无功效，而不知用火之过误也。

——摘自《神灸经纶·卷之一·下火》

灸后气血宣通，必须避风寒、节饮食、慎起居、戒恼怒、平心静气，以养正祛邪。《寿世青编》有五养说，可以却病延年。

一在养心。心者，万法之宗，一身之主，生死之本，善恶之源，与天地相通，为神明之主宰，而病否之所由系也。盖一念萌动于中，六识流转于外，不趋乎善则五内颠倒，大疾缠身，若夫达士则不然，一心澄湛，万祸消除。《老子》曰：夫神好清而心扰之，人心好静而欲牵之，常能遣其欲而心自静，澄其心而神自清，自然六欲不生，三毒消灭。《孟子》曰：养心莫善于寡欲，所以妄想成病，神仙莫医。正心之人，鬼神亦惮，养与不养故也。目无妄视，耳无妄听，口无妄言，心无妄动，贪嗔痴爱，是非人我，一切放下，未事不先迎，遇事不宜过扰，既事不可留住，听其来去，应以自然，忿懥恐惧，好乐忧患，皆得其正，此养心之法也。

一在养肝。肝者，魂之处也，其窍在目，其位在震，主春生发动之令也。然木能动风，故经曰：诸风掉眩，皆属于肝。又曰：阳气者，烦劳则张，精绝，辟积于夏，使人煎厥。春气方升而烦劳太过，则气张于外，精绝于内，春令邪辟之气积久不散，至夏则大旺而真阴如煎，火炎而虚气逆上，故曰煎厥。又曰：肝气失治，善怒者，名曰煎厥。戒怒养阳，使生生之气相生于无穷。又曰：大怒则形气绝，而血菀于上，使人薄厥。菀，结也，

61

怒气伤肝，肝为血海，怒则气上，气逆则绝，所以血菀上焦，相迫曰薄，气逆曰厥，气血俱乱，故为薄厥。积于上，势必厥而吐也。薄厥者，气血之多而盛者也。所以肝藏血，和则体泽，衰则枯槁。故养肝之要，在于戒忿怒，是为摄生之第一法也。

一在养脾。脾者后天之本，人身之仓廪也。脾应中宫之土，土为万物之母，如婴儿初生，一日不再食则饥，七日不食则肠胃涸绝而死。经曰：安谷则昌，绝谷则亡。盖谷气入胃，洒陈六腑而气至，和调五脏而血生，人之所资以为本者也。然土恶湿而喜燥，饮不可过，过则湿重而不健；食不可过，过则壅滞而难化，病由是生矣。故饮食所以养生，而食无厌亦能害生。《物理论》曰：谷气胜元气，其人肥而不寿。养生之术，常令谷食气少，则病不生，谷气且然，矧五味餍饫为五内害乎！甚而广搜珍错，争尚新奇，恐其性味良毒，与人脏腑宜忌尤未可晓。故西方大法，使人戒杀、茹素，本无异道，人能戒杀，则性慈而善，念举茹素，则心清而肠胃厚，无嗔无贪，邪淫不犯，此养脾在于节食，不可不知。

一在养肺。肺者，脏之长也，心之华盖也。其藏魄，其主气，统领一身之气者也。经曰：有所失亡，所求不得则发肺鸣，鸣则肺热叶焦，充之则耐寒暑，伤之则百邪易侵，随事痿矣。故怒则气上，喜则气缓，悲则气消，恐则气下，惊则气乱，劳则气耗，思则气结，七情之害，皆气主之也。直养无害而后得其浩然之正，与天地相通，与道义相配，先王以至日闭关，养其微也，慎言语，节饮食，防其耗也，气之消息大矣哉。

一在养肾。肾者，先天之本，藏精与志之宅也。《仙经》曰：借问如何是元牝，婴儿初生先两肾。又曰：元牝之门，是为天地根，是故人未有此身，先生两肾，盖婴儿未成，先结胞胎，其象中空，一茎透起，形如莲蕊。一茎即脐带也，莲蕊即两肾也。为五脏六腑之本，十二脉之根，呼吸之主，三焦之原，人资以为始，岂非天地之根乎，而命寓焉者，故又曰命门。天一生水，故曰坎水。夫人欲念一起，炽若炎火，水火相克，则水热火寒，而灵台之焰，藉此以灭矣。使水先枯涸，而木无所养，则肝病。火炎则土燥而脾败，脾败则肺金无资，咳嗽之症成矣。所谓五行受伤，大本已去，欲求长生，岂可得乎！《庄子》曰：人之大可畏者，不知所戒也。养生之要，首先寡欲。嗟乎！元气有限，情欲无穷。《内经》曰：以酒为浆，以欲为常，醉以入房，以竭其精，此当戒也。然人之有欲，如木之有蠹，蠹甚则木折，欲炽则身亡。《仙经》曰：无劳尔神，无摇尔精，无使尔思虑，营营可以长生，智者鉴之。

——摘自《神灸经纶·卷之一·灸后调养》

人之有生，禀受五气，养以五味，征为五色，发为五声，五者相得，气血和平，五者一失，疾疢乃生。由外之内，感于六气；由内之外，败于七情。补偏救弊，医擅其名。医者意也，以意消息，贵得精详。在经在络，明辨阴阳，诊视真确，始可立方，勿期幸中，浅试轻尝。兢兢业业，谨志弗忘，顺逆偶失，过责谁当？缅古名医，洞见五脏，剖腹湔肠，极形无尚，多出神奇，理明义畅，非谓万病，尽可生全，膏肓骨髓，视之了然。慨夫晚近，风气浸薄，冬不潜阳，雷电间作，未春先荣，未秋先落，根浅干柔，花娇实剥，其在于人，质鲜古朴，朝夕营营，声色利贷，仁厚少存，神气萧索，夭折匪天，本根先斫。我心鉴此，游艺医林，会以儒理，出以佛心，参形合数，援古证今，七方十剂，运用时钦，究惭浅学，是用规箴。

——摘自《神灸经纶·卷之四·砚丞医愿》

不治五则

贪欲无度，怪僻反常者不治。有挟自任，轻医试药者不治。病家乱杂，疑忌多端者不治。家人怨詈，与病患违忤者不治。不守医戒，阳奉阴违者不治。凡此五者，皆由人作，苟自知所病，不治亦治，明者鉴之。

——摘自《神灸经纶·卷之四·砚丞医愿》

（八）郑梅涧

呼者因阳出，吸者随阴入，呼吸之间，肺经主之，喉咙以下言六脏为手足之阴，咽门以下言六腑为手足之阳，盖诸脏属阴，为里，诸腑属阳，为表。以脏者藏也，藏诸神流通也，腑者府库，主出纳水谷糟粕转输之谓也。自喉咙以下六脏，喉应天气乃肺之系也，以肺属金，乾为天，乾金也，故天气之道，其中空长，可以通气息但喉咙与咽并行，其实两异，而人多惑之。盖喉咙为息道，咽中下水谷，其喉下接肺之气，一云喉中三窍者，非。果喉中具三窍，则水谷与气各从一窍而俱下，肺中、肺下无窍，何由传送水谷入于下焦？黄帝书云肺为诸脏之华盖，藏真高之气于肺经也，故清阳出上窍，浊阴出下窍。若世人不知保元，风寒暑湿燥火之六气，喜怒忧思悲恐惊之七情，役冒非理，百病生焉。病疡既成，须寻所自，若喉痹、乳蛾、缠喉风、喉闭、喉疮、风毒、热毒等症，当刺者则刺，不可乱医；宜吐者则吐，不可妄治；须识其标本，辨其虚实而攻导之。不失其法，临症变通，功效立见，其患自安。至于虚损、劳瘦、咳伤、咽痛者，此乃真阴亏竭，金木不能相生，而龙雷之火奔腾，上灼火炎则金伤，金伤高源无以蒸吻布沤，而咳血、声哑、咽痛干紧之症作矣。吁如症至此，不惟非法可治，且百无一生，可胜言哉。

——摘自《重楼玉钥·卷上·咽喉说》

喉风诸症，皆由肺胃脏腑深受风邪，郁热风火相抟，致气血闭涩，凝滞不能流行，而风痰得以上攻，结成种种热毒，故宜以针法开导经络，使气血通利，风痰自解，热邪外出，兼有诸药奇方，层层调治其症，安有不效？针曰：气针诚为诸药之先锋，乃喉风之妙诀，功效可胜言哉！凡临诸症先从少商、少冲、合谷，以男左女右，各根据针法刺之。若病重者，再从囟会、前顶、百会、后顶、风府、颊车、风池，诸穴针之，留肩井、尺泽、曲泽、小海、少海、商阳、中冲、照海、足三里、隐白，诸穴，看病势轻重用之，不可一时针尽，如遇喉风极重之症，方可周身用针，开通周身经络，使风热结邪得杀其势，而气血遂能流利营运，佐以奇药内治，自无不神效，若针路无血，乃风热壅塞，则受郁邪日深，最为险症，多致不救。是科临症，每于针下便能判定吉凶，有心究此，宜细思详察焉。

——摘自《重楼玉钥·卷下·喉风针诀》

一凡诸病之作，皆由血气壅滞不得宣通，宜用针刺者，以针法开导之，当用灸者，以灸法温暖之。凡治毕，须好持护，忌生冷醋滑等物，若不知慎，必反生他疾。

一凡针刺大法多宜在午时之后，不宜在午时之前。

一凡灸法，须先发于上后发于下，先发于阳，后发于阴。

一凡微数之脉，及新得汗后者，并忌灸。

一凡用火补者，勿吹其火，必待其从容彻底自灭，灸毕即可用膏贴之，以养火气，若欲报者，直待报毕，贴之可也。

一凡用火泻者，可吹其火，敷其艾宜于速迅，须待灸疮溃发，然后贴膏，此补泻之法也。

——摘自《重楼玉钥·卷下·针灸诸则》

（九）余懋

诚以病家或被庸工所误，不若赖是而药可勿投，如遇良工施治亦非谓有恃而药可尽废也。

厥而不醒者，拿精灵、威灵两穴，如有声则其症轻，无声则其症重，或声音似有似无、欲出不出者，其因有二，或体实而痰壅者，当揉肺俞穴，不应，以艾火灸（应为灸——编者注，下同）之；或体虚而气闭者，当拿中冲穴，不应，亦以艾火灸（应为灸）之，如肺俞须灸（应为灸）左右两穴，如中冲只灸（应为灸）左手一穴可也［凡用艾火须圆如黍米大，隔姜片或灸（应为灸）两三壮均可］。

——摘自《推拿述略》

二、新安医家针灸医案选读

1.哮喘

高某，男，12岁。

【症状】 因贪玩出汗，回家遇空调温度较低，遇寒触发，胸膈满闷，呼吸急促，喉中痰鸣，痰稀白，流清涕，舌淡苔白滑，脉浮紧。

【辨证】 风寒侵袭手太阴之络。

【治法】 宣肺化痰，止哮平喘。

【针灸处方】 天突、膻中、俞府、乳根、璇玑、华盖、肩井。

【配穴】 配肺之募穴中府，宣发手太阴经气；更用胃之合穴足三里，健脾利湿化痰以驱"伏饮"。

【针灸方法】 上述诸方宗急则治其标，缓则治其本，标本兼治之大法，发作时以针为主，用泻法；缓解期以灸为主，用补法。并据临床症状，痰浓，泻；痰清，补。

2.胃痛

李某，男，47岁。

【症状】 近期由于饮食不规律，近两天内出现脘腹不适、恶心纳呆、吞酸嘈杂，呕吐食物、痰涎、水液、胆汁诸物等。

【辨证】 胃失和降，胃气上逆。

【治法】 理脾和胃、降逆止呕。

【针灸处方】 选经取穴以任脉、足阳明、足太阴经穴为主，辅以足厥阴经穴。局部取任脉之上脘、中脘、下脘，理胃和中，配伍膈俞、三焦俞、膻中，理气降气止呕。

【辨证加减】 外邪犯胃而致呕吐者可加曲泽、尺泽，解表祛邪；饮食停滞者可加足三里、建里，消食导滞；肝气犯胃者可加间使、太冲、胆俞，疏肝理气；痰饮内停者可重灸中脘、足三里，温化痰饮；脾胃虚弱者用中脘、足三里配脾俞、胃俞、气海，健脾益胃；胃阴不足者可加至阴、二间，养阴清热。

【刺灸方法】采用虚补实泻，针灸并用。用针刺以理气降气止呕，用灸法以补虚散寒和中。

3.水肿

王某，男，62岁。

【症状】初起足跗微肿，继而腹、背、面部等渐见浮肿，肿势时起时消，按之凹陷难复，气色晦滞，小便清利或短涩，舌淡苔白，脉沉细或迟。脾虚者兼见脘闷纳少、大便溏泄；肾虚者兼见肢冷神疲、腰膝酸软。

【辨证】膀胱气化无权，三焦水道失畅，水液停聚，泛溢肌肤。

【治法】疏风利水，清热散寒。

【针灸处方】内庭、足临泣、水分、足三里、三阴交、大都、偏历、支沟、关元、中脘、水沟、合谷、神阙、气海、中极、阴陵泉。

【配穴特点】水不自行，赖气以动，故水肿一证，乃全身气化功能障碍的一种表现，涉及的脏腑较多，但其病本在肾。外邪内伤，终致膀胱气化无权，三焦水道失畅，水液停聚，泛溢肌肤，而成水肿。阳水治宜疏风利水，清热散寒；阴水治宜健脾温肾，助阳利水。是故新安医家处方选经取穴以任脉、足阳明、足太阴经为主，辅以手少阳三焦经腧穴。

【辨证加减】阳水可加合谷、偏历，疏风宣肺，通调水道；阴水见脾虚者可加足三里、三阴交、大都，健脾渗湿利水；见肾虚者可加关元、气海、足三里，温阳化气行水。

【刺灸方法】阳水以针刺为主，用泻法；阴水针灸并用，用补法。此外，神阙一穴还可采用隔物灸。

4.腰痛

刘某，男，58岁。

【症状】近期感觉腰部重痛、酸麻，拘急强制不可俯仰。疼痛时轻时重，患部恶冷，天气寒冷阴雨天则加重，舌苔白腻，脉沉。

【辨证】寒邪侵袭，气血阻滞。

【治法】散寒止痛，活血通络。

【针灸处方】大肠俞、膀胱俞、肾俞、腰俞穴、至阳、身柱、筋缩、脊中、委中

【配穴特点】《素问·刺腰痛》篇阐述了足三阴、足三阳以及奇经八脉为病所出现的腰痛病证，并介绍了相应的针灸治疗方法。取穴治疗腰痛，以督脉、足太阳、少阳、少阴经穴为主组方。上方中局部用背俞穴大肠俞、膀胱俞、肾俞及腰俞穴。腰为肾之府，督脉并于脊里，肾附其两旁，故局部还可取督脉之至阳、身柱、筋缩、脊中等穴疏通局部气血；膀胱经挟脊络肾，且"腰背委中求"，故循经远取治疗腰痛的要穴委中配督脉人中穴，以疏通腰背部经气，通经活络止痛。

【辨证加减】寒湿腰痛局部可加灸，温经散寒止痛；劳损腰痛可加环跳、阳陵泉、昆仑等穴，活血通络止痛；肾虚腰痛可加肾俞、命门、养老等穴，补肾壮腰止痛。

【刺灸方法】 腰痛一证可针灸并用，虚补实泻。急性腰痛多以针刺为主，特别是委中一穴，今人常用三棱针刺络出血；慢性腰痛多以针灸并用，可多灸重灸。

5.痹病

王某，男，69岁。

【症状】因年轻时不注意，出现以肢体关节肌肉酸痛、麻木、重着、屈伸不利、肿大、疼痛游走、时见恶风发热，舌淡苔薄白，脉浮。

【辨证】风、寒、湿邪侵袭，阻滞经络。

【治法】温经散寒止痛。

【针灸处方】不定穴，血海、膝眼、环跳、巨髎、委中、阴陵泉、阳陵泉、风市、三阴交、少海、腰俞、悬钟、足三里、太溪、申脉、肾俞等。

【配穴特点】取穴以局部穴与循经取穴为主。治疗时多取天应穴及局部穴，如髋骨、膝关等穴均为《扁鹊神应针灸玉龙经》中自创之局部的效穴。处方选穴时亦按痹痛部位选取局部穴，以疏通局部气血，使营卫调和，气血流通，通则不痛。

【辨证加减】行痹者可加血海、风市、外关等穴。"治风先治血，血行风自灭"行气活血祛风；痛痹者可加肾俞等穴，温阳散寒；着痹者可加足三里、阴陵泉等穴，健脾利湿；热痹者可加曲池、液门等穴，清泄热毒。

【刺灸方法】《扁鹊神应针灸玉龙经》认为治疗痹证"针出血无妨，可少灸"；《针方六集·兼罗集》提出"更向委中去毒血，登时移步显神功"；《神灸经纶》认为"冷痹鹤膝风灸阳陵泉、环跳、风市"；《扁鹊神应针灸玉龙经》载：针刺合谷穴，虚补实泻，以痛为邪实（痛泻之）以麻为正虚（麻补之）；髋骨（痛泻之，拘挛补之）等。故痹证一病应针灸并用，多泻少补，还可用三棱针刺出血，以通络止痛。今人还用皮肤针扣刺局部结合艾灸，以加强消肿止痛之功效。

6.痛经

张某，女，25岁。

【症状】每次月经来潮之前，小腹胀痛拒按，胸胁、乳房胀痛，经行不畅，经色紫暗、有血块，舌紫暗或有瘀斑，脉沉涩或弦。

【辨证】气滞血瘀，不通则痛。

【治法】温经散寒，化瘀止痛。

【针灸处方】内庭、腰俞、合谷、三阴交、四满。

【配伍特点】痛经一证，实者每因气血运行不畅，经血滞于胞宫，不通则痛；虚者多因精血亏损，血海空虚，胞脉失于滋养而作痛。因此实证治宜温经散寒、化瘀止痛；虚证治宜益气养血、调补冲任。取穴以足太阴、阳明经穴为主。上方中选用督脉之腰俞，穴在骶部，足少阴之四满，穴在脐中下2寸，前正中线旁开0.5寸处，一前一后，均为局部取穴，旨在疏调胞脉气血，通经止痛；更用补合谷、泻三阴交之法，调气行血；《神灸经纶·卷之四·妇人诸病灸治》所载之"行经头晕少腹痛灸内庭"也值得今人借鉴。诸穴合用，调理冲任，行气活血，气调血行，则痛经自愈。

【刺灸方法】治疗痛经，多采用针灸并用，因血得温则行，遇寒则凝。故特别是小腹部穴，以灸为主。以温宫行血、调经止痛。补合谷、泻三阴交更为经典。

7.不孕症

刘某，女，31岁。

【症状】月经推后，量少、色淡，白带量多、质稠，形体肥胖，面色发白，口腻纳呆，大便不爽或稀溏，舌胖色淡，舌边有齿痕，苔白腻，脉滑。

【辨证】肝郁脾虚，痰湿阻滞。

【治法】疏肝解郁，化湿除痰。

【针灸处方】三阴交、血海、气海、命门、肾俞、中极、关元、阴廉、然谷、照海、胞门、气门、涌泉、神阙。

【配穴特点】治疗不孕一症，首当分清虚实，调摄胞宫，疏调冲任。同时，虚者治宜温肾填精，补益冲任；实者治宜疏肝解郁，化痰除湿。使气血调和，月事有常，则能摄精成孕。取穴以任脉、督脉、足三阴及足阳明经穴为主。上方中用任脉与足三阴经之交会穴关元、中极，补益精血，调理冲任；脾经三阴交穴，通于任脉和肝、肾诸经，既能健脾化湿导滞，又能疏肝理气行瘀，还能补益肾阴、肾阳，调和冲任气血，实为治疗妇科疾患之要穴效穴；更用奇穴胞门，《神灸经纶》载其穴在"关元左边二寸"，主治"子藏门塞不受精，妊娠不成"，气门穴在"关元旁三寸"，两穴皆位于脐下小腹部，邻近胞宫针之灸之皆可促进气血运行，调经助孕。还可用肾经然谷、照海、涌泉等穴滋阴补肾填精，诸穴合用，补益先天之本，调理后天之气，故能促成胎孕。

【辨证加减】肾虚胞寒致不孕者可加命门、肾俞、神阙，温补肾阳，暖宫祛寒；冲任血虚致不孕者可加血海、气海，益气补血，充养胞脉；气滞血瘀致不孕者可加血海等穴，行气活血。

【刺灸方法】针灸并用，《神灸经纶》详细记载了灸神阙的方法，要求"先以净干盐填脐中，灸七壮。后去盐换川椒二十一粒上，以姜片盖定，又灸十四壮，灸毕，即用膏贴之，艾炷须如指大，长五分许"。此法不仅用于治疗不孕，妇科疾患中凡属肾虚胞寒者用之皆有奇效。

8.荨麻疹

任某，女，38岁。

【症状】风疹反复发作，迁延日久，午后或夜间加剧，心烦少寐，口干，手足心热，舌红少苔，脉细数无力。

【辨证】风邪侵袭，血虚风燥。

【治法】疏风养血止痒。

【针灸处方】曲池、阳溪、天井、绝骨、委中、血海。

【处方释义】新安医家治疗荨麻疹处方选经取穴以手阳明经穴为主。上方中选用手阳明经曲池、阳溪穴，曲池为手阳明经合穴，既可清肌肤之热，又能清胃肠湿热，以清热搜风止痒；古籍记载"肩髃、阳溪，消隐风之热极"，故用阳溪穴疏风清热止痒，两穴为主方主穴。配用手少阳三焦经合穴天井，助阳溪穴疏风清热；配用足太阳膀胱经合穴委中，以清热凉血止痒。诸穴合用，共奏疏风清热止痒之功。

【刺灸方法】治疗荨麻疹新安医家用针刺，以泻法为主。本病虽为实热证，新安医家仍采用针灸并用之法，以艾火灸之，使皮肤腠理开放，毛窍畅通，热有去路，从而引热外行。此亦为"热证可灸"的又一经典范例。

9.痄腮

田某，男，8岁。

【症状】 感受风温病毒，引起畏寒发热，头痛轻咳，耳下腮部酸痛，咀嚼不便，继之出现两侧腮部肿胀疼痛，边缘不清。舌苔薄白微黄，脉浮数。

【辨证】 风温袭表，经脉壅阻。

【治法】 疏风解表，疏通经脉。

【针灸处方】 陷谷、颊车、合谷、列缺、地仓、四渎、率谷。

【处方释义】 风温病毒壅阻少阳经脉，郁而不散，结于腮部。《灵枢·经脉》篇曰"三焦手少阳之脉……其支者，从膻中上出缺盆，上项系耳后，直上出耳上角，以屈下颊至䪼；其支者，从耳后入耳中，出走耳前，过客主人前，交颊，至目锐眦""胆足少阳之脉，起于目锐眦，上抵头角下耳后……其支者，从耳后入耳中，出走耳前，至目锐眦后；其支者，别锐眦，下大迎，合于手少阳，抵于䪼，下加颊车，下颈"。故新安医家治疗痄腮，主取手足少阳经穴组方。上方中选用足少阳经率谷，为局部取穴，以疏调局部气血；循经远取手少阳经四渎，以疏调少阳经气。

【刺灸方法】 率谷用小艾炷直接灸3壮，四渎穴可用艾条温和灸。痄腮临床以发热、耳下腮部肿胀疼痛为主要表现。耳下腮部为手足少阳经循行所过，故新安医家主取手足少阳经穴组方。今人除用小艾炷直接灸率谷，还常用灯火灸率谷、角孙穴。另，少阳与厥阴相表里，足厥阴之脉绕阴器，若热毒内传厥阴，则男童可伴睾丸红肿疼痛，女童伴少腹疼痛。如不及时治疗，可致不育、不孕，故若遇毒邪下注，还应选用肝经腧穴，疏泄厥阴经气，化瘀消肿止痛。

10.牙痛

李某，男，48岁。

【症状】 因食肥甘厚腻，牙痛甚剧，兼有口臭，口渴，便秘。舌苔黄，脉弦。

【辨证】 胃火炽盛，胃火上扰。

【治法】 清泄胃火，消肿止痛。

【针灸处方】 颊车、合谷、足三里、太溪、内庭、浮白、三间、阳白、阳溪、承浆、风府、列缺、太渊、鱼际、申脉、二间、阳谷、液门、地仓、昆仑、中魁。

【配伍特点】 牙痛一证治宜清热止痛。因手阳明之脉入下齿中，足阳明之脉入上齿中，故新安医家处方选经取穴以手足阳明经穴为主。上方中局部取足阳明经之颊车、地仓，远部取手阳明经之合谷，远近配伍，清泄阳明火热之邪，为本方主穴。

【辨证加减】 《灵枢·杂病论》曰："齿痛，不恶清饮，取足阳明；恶清饮，取手阳明。"恶清饮为风火所致之主症，故风火牙痛可循经远取手阳明经之三间、阳溪，再加其表里经的络穴列缺、荥穴鱼际及督脉风府穴，以疏风散热，消肿止痛；不恶清饮为胃火所致之主症，故胃火牙痛可加足阳明经荥穴内庭、合穴足三里等，以清泄胃火，虚火牙痛可加太溪等穴，以滋肾阴、清虚热。此外，新安医家还善用经外奇穴中魁等，《扁鹊神应针灸玉龙经·一百二十穴玉龙歌·牙疼》篇中载"吕细：在足内踝骨肉下陷中"，似指足少阴肾经之太溪穴，可滋肾阴，清虚热。

【**刺灸方法**】新安医家治疗牙痛亦多采用针灸并用之法。《针方六集·兼罗集·矛疼反胃四十三》中明确指出"中魁：在中指第二节尖。灸二七壮，泻之"。《扁鹊神应针灸玉龙经·一百二十穴玉龙歌·牙疼（附呕吐）》篇指出"吕细（注：太溪）……针三分，大泻尽方补，痛定出针，灸二七壮"。

参考文献

［1］黄帝内经·素问［M］. 北京：人民卫生出版社，1963.

［2］灵枢经校释［M］. 北京：人民卫生出版社，1982.

［3］张杲.医说［M］. 上海：上海科技出版社，1984.

［4］王惟一.铜人腧穴针灸图经［M］. 上海：上海科技出版社，2000.

［5］危亦林.世医得效方［M］. 上海：上海科学技术出版社，1964.

［6］王国瑞.扁鹊神应针灸玉龙经［M］. 上海：上海科学技术出版社，1995.

［7］汪机.针灸问对［M］. 上海：上海科学技术出版社，1959.

［8］吴崑.针方六集［M］. 上海：上海古籍出版社，1995.

［9］吴崑，撰.郭君双，主编.《明清名医全书大成·吴崑医学全书》［M］. 北京：中国中医药出版社，1999.

［10］李时珍.本草纲目（全三卷）［M］. 北京：中国档案出版社，1999.

［11］徐春甫.古今医统大全集要［M］. 沈阳：辽宁科学技术出版社，2007.

［12］孙志宏.《简明医彀》［M］. 北京：人民卫生出版社，1984.

［13］吴谦，等.医宗金鉴（第五分册）［M］. 北京：人民卫生出版社，1981.

［14］吴亦鼎.神灸经纶（影印本）［M］. 北京：中医古籍出版社，1983.

［15］熊应熊，辑.陈世凯，重订.推拿广意［M］. 清光绪丁未年仲夏.上海：上海醉经堂石印，1906.

［16］熊应熊，辑.小儿推拿广意［M］. 北京：人民卫生出版社，1989.

［17］洪芳度.新安医学史略［M］. 歙县卫生局，歙县中医医院编印，1990.

［18］新安医籍丛刊（针灸全一册）［M］. 合肥：安徽科技出版社，1992.

［19］李济仁.新安名医考［M］. 合肥：安徽科学技术出版社，1997.

［20］周楣声.灸绳［M］. 青岛：青岛出版社，1998.

［21］王乐匋.新安医籍考［M］. 合肥：安徽科技出版社，1999.

［22］项长生.汪昂医学全书［M］. 北京：中国中医药出版社，1999.

［23］高尔鑫.汪石山医学全书［M］. 北京：中国中医药出版社，1999.

［24］曹炳章.中国医学大成［M］. 上海：上海科学技术出版社，2002.

［25］吴富东.针灸医籍选读［M］. 北京：中国中医药出版社，2003.

［26］张玉才.徽州文化全书·新安医学［M］. 合肥：安徽人民出版社，2005.

［27］王洪图.黄帝内经讲义［M］. 北京：人民卫生出版社，2007.

［28］李梴.医学入门［M］. 北京：中国中医药出版社，1995.

［29］张贵才.历代新安名医精选［M］. 北京：中国文史出版社，2007.

［30］高希言，魏稼.各家针灸学说［M］. 北京：中国中医药出版社，2007.

［31］王启才.针灸治疗学［M］. 北京：中国中医药出版社，2003.